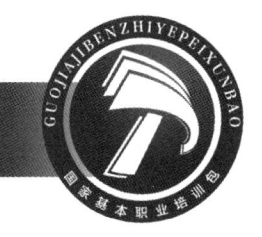 

国家基本职业培训包（指南包 课程包）

养老护理员

（第2版）

人力资源社会保障部职业能力建设司
民 政 部 养 老 服 务 司 编制

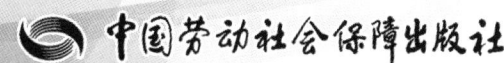

图书在版编目（CIP）数据

养老护理员 / 人力资源社会保障部职业能力建设司，民政部养老服务司编制. -- 2版. -- 北京：中国劳动社会保障出版社，2021

国家基本职业培训包：指南包　课程包

ISBN 978-7-5167-4898-5

Ⅰ.①养… Ⅱ.①人… ②民… Ⅲ.①老年人–护理学–职业培训–教材 Ⅳ.①R473

中国版本图书馆CIP数据核字（2021）第135543号

中国劳动社会保障出版社出版发行

（北京市惠新东街1号　邮政编码：100029）

*

三河市华骏印务包装有限公司印刷装订　新华书店经销

880毫米×1230毫米　16开本　11.25印张　199千字

2021年9月第2版　2021年9月第1次印刷

定价：34.00元

读者服务部电话：（010）64929211/84209101/64921644

营销中心电话：（010）64962347

出版社网址：http://www.class.com.cn

版权专有　　侵权必究

如有印装差错，请与本社联系调换：（010）81211666

我社将与版权执法机关配合，大力打击盗印、销售和使用盗版图书活动，敬请广大读者协助举报，经查实将给予举报者奖励。

举报电话：（010）64954652

编 制 说 明

为全面贯彻落实习近平总书记对技能人才工作的重要指示精神，进一步增强职业技能培训针对性和有效性，不断提高培训质量，培养壮大创新型、应用型、技能型人才队伍，按照《人力资源社会保障部办公厅关于推进职业培训包工作的通知》（人社厅发〔2016〕162号）的工作安排，我部持续组织开发培训需求量大的国家基本职业培训包，指导开发地方（行业）特色职业培训包，力争全面建立国家基本职业培训包制度，普遍应用职业培训包高质量开展各类职业培训。

职业培训包开发工作是新时期职业培训领域的一项重要基础性工作，旨在形成以综合职业能力培养为核心、以技能水平评价为导向，实现职业培训全过程管理的职业技能培训体系，这对于进一步提高培训质量，加强职业培训规范化、科学化管理，促进职业培训与就业需求的有效衔接，推行终身职业培训制度具有积极的作用。

国家基本职业培训包由指南包、课程包和资源包三个子包构成，是集培养目标、培训要求、培训内容、课程规范、考核大纲、教学资源等为一体的职业培训资源总和，是职业培训机构对劳动者开展政府补贴职业培训服务的工作规范和指南。

国家基本职业培训包遵循《职业培训包开发技术规程（试行）》的要求，依据国家职业技能标准和企业岗位技术规范，结合新经济、新产业、新职业发

编制说明

展编制，力求客观反映现阶段本职业（工种）的技术水平、对从业人员的要求和职业培训教学规律。

《国家基本职业培训包（指南包　课程包）——养老护理员（第2版）》是在各有关专家的共同努力下完成的。参加编审的主要人员有甄炳亮、雷洋、王燕、赖敏贞、易婕、谢红、林军玉、方嘉珂、孙兆元、张陆、李燕、李星震、张华、李乐、郑志芳、常华、王港、秦玺林、武仁玺、李永奇、刘金领、和润铃、闫晓婷、姚璐、胡倩、封琳、谭美青、刘则杨、辛胜利、霍春暖、邓宝凤、王庆元、陈勇霞，在编制过程中得到了民政部养老服务司、民政部社会福利中心、天津中医药大学、北京市第四社会福利院、天津市养老院、南京市建邺区社会福利院、北京爱侬养老服务股份有限公司、鹤童公益养老集团、华邦友好家园养老集团、南京市福利协会、安徽省宁国社会福利院、河北省石家庄市长安社区老年公寓、巴彦淖尔市老年康复护理院、江苏经贸职业技术学院等有关单位的大力支持，在此一并致谢。

人力资源社会保障部职业能力建设司
民政部养老服务司

国家基本职业培训包编审委员会

主　任　刘　康

副主任　张　斌　王晓君　袁　芳　葛　玮

委　员　田　丰　项声闻　尚　涛　葛恒双

　　　　蔡　兵　赵　欢　吕红文

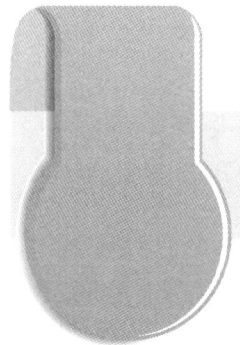

目 录

1 指 南 包

1.1 职业培训包使用指南 ·· 002
    1.1.1 职业培训包结构与内容 ·· 002
    1.1.2 培训课程体系介绍 ·· 003
    1.1.3 培训课程选择指导 ·· 011
1.2 职业指南 ·· 012
    1.2.1 职业描述 ··· 012
    1.2.2 职业培训对象 ·· 012
    1.2.3 就业前景 ··· 012
1.3 培训机构设置指南 ·· 013
    1.3.1 师资配备要求 ·· 013
    1.3.2 培训场所设备配置要求 ·· 013
    1.3.3 教学资料配备要求 ·· 020
    1.3.4 管理人员配备要求 ·· 020
    1.3.5 管理制度要求 ·· 021

2 课 程 包

2.1 培训要求 ·· 024
    2.1.1 职业基本素质培训要求 ·· 024
    2.1.2 五级/初级职业技能培训要求 ·· 024

目录

- 2.1.3 四级/中级职业技能培训要求 ·············· 027
- 2.1.4 三级/高级职业技能培训要求 ·············· 031
- 2.1.5 二级/技师职业技能培训要求 ·············· 034
- 2.1.6 一级/高级技师职业技能培训要求 ·············· 036

2.2 课程规范 ·············· 038

- 2.2.1 职业基本素质培训课程规范 ·············· 038
- 2.2.2 五级/初级职业技能培训课程规范 ·············· 040
- 2.2.3 四级/中级职业技能培训课程规范 ·············· 054
- 2.2.4 三级/高级职业技能培训课程规范 ·············· 073
- 2.2.5 二级/技师职业技能培训课程规范 ·············· 084
- 2.2.6 一级/高级技师职业技能培训课程规范 ·············· 089
- 2.2.7 培训建议中培训方法说明 ·············· 092

2.3 考核规范 ·············· 094

- 2.3.1 职业基本素质培训考核规范 ·············· 094
- 2.3.2 五级/初级职业技能培训理论知识考核规范 ·············· 094
- 2.3.3 五级/初级职业技能培训操作技能考核规范 ·············· 096
- 2.3.4 四级/中级职业技能培训理论知识考核规范 ·············· 097
- 2.3.5 四级/中级职业技能培训操作技能考核规范 ·············· 099
- 2.3.6 三级/高级职业技能培训理论知识考核规范 ·············· 100
- 2.3.7 三级/高级职业技能培训操作技能考核规范 ·············· 101
- 2.3.8 二级/技师职业技能培训理论知识考核规范 ·············· 102
- 2.3.9 二级/技师职业技能培训操作技能考核规范 ·············· 103
- 2.3.10 一级/高级技师职业技能培训理论知识考核规范 ·············· 104
- 2.3.11 一级/高级技师职业技能培训操作技能考核规范 ·············· 105

附录 培训要求与课程规范对照表

- 附录1 职业基本素质培训要求与课程规范对照表 ·············· 108
- 附录2 五级/初级职业技能培训要求与课程规范对照表 ·············· 110
- 附录3 四级/中级职业技能培训要求与课程规范对照表 ·············· 128
- 附录4 三级/高级职业技能培训要求与课程规范对照表 ·············· 149
- 附录5 二级/技师职业技能培训要求与课程规范对照表 ·············· 162
- 附录6 一级/高级技师职业技能培训要求与课程规范对照表 ·············· 169

1
指南包

1.1 职业培训包使用指南

1.1.1 职业培训包结构与内容

养老护理员职业培训包由指南包、课程包、资源包三个子包构成，结构如图1所示。

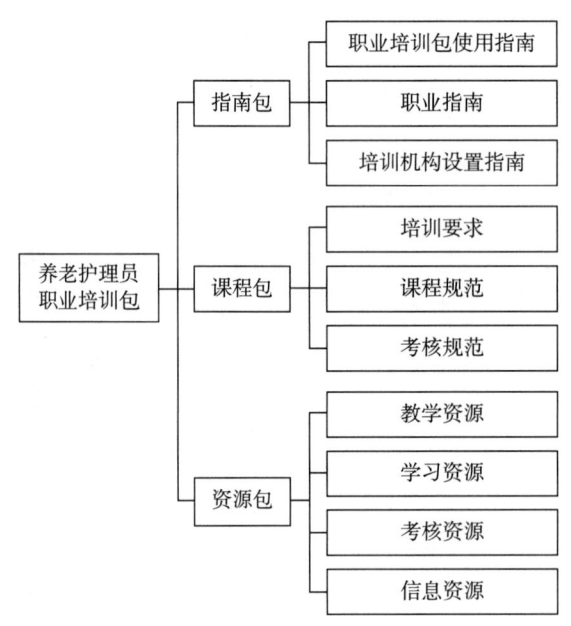

图 1　职业培训包结构图

指南包是指导培训机构、培训教师与学员开展职业培训的服务性内容总和，包括职业培训包使用指南、职业指南和培训机构设置指南。职业培训包使用指南是培训教师与学员了解职业培训包内容、选择培训课程、使用培训资源的说明性文本；职业指南是对职业信息的概述；培训机构设置指南是对培训机构开展职业培训提出的具体要求。

课程包是培训机构与教师实施职业培训、培训学员接受职业培训必须遵守的规范总和，包括培训要求、课程规范和考核规范。培训要求是参照国家职业技能标准、结合职业岗位工作实际需求制订的职业培训规范。课程规范是依据培训要求、结合职业培训教学规律，对课程设置、课堂学时、课程内容与培训方法等所做的统一规定。考核规范是针对课程规范中所规定的课程内容开发的，能够科学评价培训学员过程性学习效果与终结性培训成果的规则，是客观衡量培训学员职业基本素质与职业技能水平的标准，也是实施职业培训过程性与终结性考核的依据。

资源包是依据课程包要求，基于培训学员特征，遵循职业培训教学规律，应用先进职业培训课程理念，开发的多媒介、多形式的职业培训与考核资源总和，包括教学资源、学习资源、考核资源和信息资源。教学资源是为培训教师组织实施职业培训教学活动提供的相关资源；学习资源是为培训学员学习职业培训课程提供的相关资源；考核资源是为培训机构和教师实施职业培训考核提供的相关资源；信息资源是为培训教师和学员拓宽视野提供的体现科技进步、职业发展的相关动态资源。

1.1.2 培训课程体系介绍

养老护理员职业培训课程体系依据职业技能等级分为职业基本素质培训课程、五级/初级职业技能培训课程、四级/中级职业技能培训课程、三级/高级职业技能培训课程、二级/技师职业技能培训课程和一级/高级技师职业技能培训课程，每一类课程包含模块、课程和学习单元三个层级。养老护理员职业培训课程体系源自本职业培训包课程包中的课程规范，以学习单元为基础，形成职业层次清晰、内容丰富的"培训课程超市"。

养老护理员职业培训课程学时分配一览表

职业技能等级	课堂学时		其他学时	培训总学时
	职业基本素质培训课程	职业技能培训课程		
五级/初级	11	49	120	180
四级/中级	9	54	117	150
三级/高级	7	40	73	120
二级/技师	5	33	52	90
一级/高级技师	5	41	24	70

注：课堂学时是指培训机构开展的理论课程教学及实操课程教学的建议最低学时数，其中职业基本素质培训课程为理论知识培训课程，职业技能培训课程包含理论知识和操作技能培训课程。除课堂学时外，培训总学时还应包括岗位实习、现场观摩、自学自练等其他学时。

（1）职业基本素质培训课程

模块	课程	学习单元	课堂学时
1. 职业道德	1-1 职业道德基本知识	职业道德基本知识	1
	1-2 职业守则	养老护理员职业守则	1

续表

模块	课程	学习单元	课堂学时
2. 基础知识	2-1 养老护理员工作须知	养老护理员工作须知	1
	2-2 人际关系与沟通	人际关系与沟通	1
	2-3 老年人照护基础知识	老年人照护基础知识	2
	2-4 安全卫生、环境保护知识	安全卫生、环境保护知识	2
	2-5 消防安全基础知识	消防安全基础知识	2
	2-6 相关法律、法规知识	相关法律、法规知识	1
课堂学时合计			11

注：本表所列为五级／初级职业基本素质培训课程，其他等级职业基本素质培训课程按"养老护理员职业培训课程学时分配一览表"中相应的课堂学时要求进行必要的调整。

（2）五级／初级职业技能培训课程

模块	课程	学习单元	课堂学时
1. 生活照护	1-1 清洁照护	（1）为老年人进行日常梳洗	1
		（2）协助老年人清洁口腔	1
		（3）协助老年人摘戴并清洗义齿	1
		（4）协助老年人洗澡（淋浴、盆浴、擦浴）	1
		（5）协助老年人清洗会阴部	1
	1-2 穿脱衣物	（1）协助老年人穿脱衣服、鞋袜	1
		（2）协助老年人穿脱简易矫形器	2
	1-3 饮食照护	（1）协助老年人摆放进食、进水体位	1
		（2）协助老年人进食、进水	1
		（3）观察、评估、报告老年人进食、进水情况	1
		（4）噎食、误吸的急救及报告	2

续表

模块	课程	学习单元	课堂学时
1．生活照护	1-4 排泄照护	（1）协助老年人如厕	1
		（2）协助卧床老年人使用便器排便	1
		（3）为老年人更换尿布、纸尿裤	1
		（4）观察、记录、报告老年人排泄物异常情况	2
	1-5 睡眠照护	（1）为老年人布置睡眠环境	1
		（2）观察、记录、报告老年人睡眠情况	1
	1-6 环境清洁	（1）为老年人提供舒适清洁的环境	1
		（2）整理床单位、更换被服	1
	1-7 失智照护	（1）为失智老年人提供生活照护	2
		（2）协助观察失智老年人的异常行为	2
2．基础照护	2-1 体征观测	（1）协助测量老年人生命体征并观察、记录	3
		（2）协助测量老年人体重并记录	1
	2-2 护理协助	（1）使用热水袋为老年人保暖	1
		（2）为高热老年人物理降温	1
		（3）冷热疗法的皮肤观察	1
		（4）识别及照护Ⅰ度压疮的老年人	2
		（5）翻身、叩背促进排痰的方法	2
	2-3 感染防控	（1）环境及物品清洁	2
		（2）手部清洁	1
3．康复服务	3-1 体位转换	（1）为老年人正确摆放体位	1
		（2）协助老年人转换体位	2
		（3）使用助行器协助老年人转移	2
	3-2 康乐活动	（1）示范、指导老年人进行手工活动	2
		（2）示范、指导老年人进行娱乐游戏活动	2
课堂学时合计			49

(3) 四级／中级职业技能培训课程

模块	课程	学习单元	课堂学时
1．生活照护	1-1 清洁照护	（1）为老年人进行口腔清洁	1
		（2）为特殊情况老年人进行身体清洁	2
	1-2 饮食照护	（1）老年人特殊饮食处理方式	1
		（2）照护戴鼻饲管的老年人进食、进水	2
	1-3 排泄照护	（1）使用开塞露协助老年人排便	1
		（2）为老年人人工取便	1
		（3）为肠造瘘老年人更换造瘘袋	2
		（4）留置尿管老年人尿液情况观察及报告	1
	1-4 睡眠照护	（1）评估老年人睡眠环境	1
		（2）照护睡眠障碍老年人入睡	2
		（3）指导老年人改变不良睡眠习惯	1
	1-5 环境清洁	（1）环境和常用物品清洁、消毒方法	1
		（2）床旁消毒的基本方法和操作要点	1
		（3）垃圾分类处理方法	1
2．基础照护	2-1 体征观测	（1）老年人生命体征的测量与记录	1
		（2）老年人体重的测量与记录	1
		（3）老年人血糖的测量与记录	1
	2-2 用药照护	（1）协助老年人口服用药	
		（2）老年人使用胰岛素后的血糖观察	1
	2-3 风险应对	（1）老年人风险识别与预防措施	2
		（2）老年人跌倒的应对	2
	2-4 护理协助	（1）留置胃管和留置尿管的观察	1
		（2）气管切开和造瘘口的观察	1
		（3）二便标本留取的方法	1
		（4）陪同就医	1
		（5）协助照护Ⅱ度压疮老年人	1

续表

模块	课程	学习单元	课堂学时
2．基础照护	2-5 感染防控	老年人常见传染病的预防和床旁隔离	2
	2-6 失智照护	（1）失智老年人常见异常行为的识别	2
		（2）为失智老年人提供安全的环境	1
	2-7 安宁服务	（1）临终老年人的照护	1
		（2）善终照护	1
		（3）终末消毒	1
3．康复服务	3-1 康乐活动	（1）文娱性康乐活动的开展	1
		（2）指导老年人使用简易健身器材进行活动	1
		（3）应用音乐、园艺、益智类游戏等活动照护失智老年人	1
	3-2 功能促进	（1）日常生活活动训练的基本知识和方法	1
		（2）协助压力性尿失禁老年人进行功能训练	1
		（3）指导老年人使用简易康复器材进行活动	1
		（4）老年人坐位或站立位的平衡训练	1
		（5）日常生活类辅助器具及使用	1
		（6）助行器、轮椅的选择	1
4．心理支持	4-1 沟通交流	（1）与老年人和家属沟通	1
		（2）与团队成员的沟通	1
	4-2 精神慰藉	（1）观察老年人的情绪和行为变化	1
		（2）识别老年人情绪和行为变化的原因和方法	2
课堂学时合计			54

(4) 三级/高级职业技能培训课程

模块	课程	学习单元	课堂学时
1．基础照护	1-1 用药照护	（1）给老年人喂口服药	1
		（2）为老年人使用滴眼、耳、鼻外用药	1
	1-2 风险应对	（1）老年人风险预防措施、风险评估与应对处理	2
		（2）急性创伤、肌肉骨骼关节损伤等的初步应急处置方法	2
		（3）配合急救转运	1
	1-3 护理协助	（1）协助照护Ⅲ度压疮老年人	2
		（2）雾化吸入、口腔吸痰、吸氧	2
	1-4 失智照护	（1）识别失智老年人特殊异常行为及应对措施	2
		（2）识别失智老年人的环境风险及应对	2
	1-5 安宁服务	（1）提供哀伤应对辅导服务	1
		（2）提供老年人家属处理后事指导服务	2
2．康复服务	2-1 功能促进	（1）组织和指导老年人开展健身康复体操活动	1
		（2）指导或协助老年人进行平地行走、上下楼梯训练	1
		（3）指导或协助老年人使用安全防护性辅助器具	2
	2-2 认知训练	（1）轻度、中度认知功能障碍老年人记忆力训练指导	2
		（2）轻度、中度认知功能障碍老年人定向力训练指导	2
3．心理支持	3-1 沟通交流	（1）与功能受损老年人沟通	2
		（2）化解冲突的沟通方式	1

续表

模块	课程	学习单元	课堂学时
3．心理支持	3-2 心理辅导	（1）应对岗位工作压力	1
		（2）指导老年人自我解压	1
		（3）识别老年人异常心理活动	1
		（4）老年人心理、情绪变化的应对方法	2
4．培训指导	4-1 理论培训	（1）对老年人和家属进行照护知识培训	1
		（2）对四级/中级及以下级别人员进行照护知识培训	
	4-2 技术指导	（1）老年人自我照护技能指导	2
		（2）家属等非专业人员照护技能指导	1
		（3）对四级/中级及以下级别人员进行照护技能指导	2
课堂学时合计			40

（5）二级/技师职业技能培训课程

模块	课程	学习单元	培训学时
1．康复服务	1-1 功能促进	（1）认知功能障碍老年人的日常生活活动能力训练	1
		（2）轻度、中度言语功能障碍老年人的言语功能训练	1
	1-2 康复评估	（1）评估老年人日常生活活动能力康复效果	1
		（2）评估老年人运动功能康复效果	1
		（3）评估老年人认知功能康复效果	1
2．照护评估	2-1 老年人能力评估	（1）老年人能力评估和划分照护等级	2
		（2）撰写老年人能力评估报告	2
		（3）老年人照护风险评估，并对照护等级进行调整，制订应对预案	2

续表

模块	课程	学习单元	培训学时
2. 照护评估	2-2 照护计划制订	（1）根据主要照护问题制订照护计划	2
		（2）通过定期评估调整照护计划	2
		（3）照护计划的实施、评价与监督的方法	1
	2-3 适老环境和辅助器具使用评估	（1）适老环境评估，提出整改建议	2
		（2）老年人康复辅助器具的评估和选择	2
3. 质量管理	3-1 质量监督	（1）照护服务质量监督管理	2
		（2）养老服务人员监督管理	2
	3-2 质量控制	（3）服务保障要求监督管理	2
		（4）服务安全要求监督管理	2
4. 培训指导	4-1 理论培训	（1）对三级/高级及以下级别人员进行照护知识培训	1
		（2）制订培训计划、编写培训教案	2
	4-2 技术指导	（1）对三级/高级及以下级别人员进行照护技术技能培训	1
		（2）经验总结与传授	1
课堂学时合计			33

（6）一级/高级技师职业技能培训课程

模块	课程	学习单元	培训学时
1. 照护评估	1-1 专项功能评估	（1）老年人专项评估	2
		（2）老年人专项评估实施计划的制订	2
	1-2 照护计划完善	（1）阶段性功能评估，并调整照护计划	2
		（2）特殊老年人照护计划的制订	2
		（3）专项功能评估报告撰写	2

续表

模块	课程	学习单元	培训学时
1．照护评估	1-3 评估管理	（1）评估人员管理与督导	2
		（2）评估特殊个案处理方法	2
		（3）对老年人评估体系持续改进的方法	2
		（4）争议评估处理及评估复核方法	2
2．质量管理	2-1 机构内部管理	（1）质量管理体系的建立	2
		（2）质量管理基本方法及组织实施方法	3
		（3）照护质量改进	2
	2-2 质量系统评价	（1）质量评价结果的分析	2
		（2）养老服务机构持续质量改进	3
3．培训指导	3-1 理论培训	（1）组织和参与对二级/技师及以下级别人员的培训	2
		（2）分析行业发展趋势并撰写养老服务与管理研究报告	3
	3-2 培训管理	（1）评价培训方案，并提出改进建议	2
		（2）评价培训效果，并提出改进方案	2
		（3）为行业发展提出建议	2
课堂学时合计			41

1.1.3 培训课程选择指导

职业基本素质培训课程为必修课程，相当于本职业的入门课程。各级别职业技能培训课程由培训机构教师根据培训学员实际情况，遵循高级别涵盖低级别的原则进行选择。

原则上，初入职的培训学员应学习职业基本素质培训课程和五级/初级职业技能培训课程的全部内容，有职业技能等级提升需求的培训学员，可按照国家职业技能标准的"鉴定要求"，对照自身需求选择更高等级的培训课程。

具有一定从业经验、无职业技能等级晋升要求的培训学员，可根据自身实际情况自主选择本职业培训课程体系。具体办法为：(1)选择课程模块；(2)在模块中筛选课程；(3)在课程中筛选学习单元；(4)组合成本次培训的课程内容。

培训教师可以根据以上方法对培训学员进行单独指导。对于订单培训，培训教师可以按照如上方法，对照订单要求进行培训课程的选择。

1.2 职业指南

1.2.1 职业描述

养老护理员是从事老年人生活照料、护理服务工作的人员。

1.2.2 职业培训对象

养老护理员职业培训的对象主要包括：城乡未继续升学的应届初高中毕业生、农村转移就业劳动者、城镇登记失业人员、转岗转业人员、退役军人、企业在职职工和高校毕业生等各类劳动者，以及所有有意愿从事养老服务的人员。

1.2.3 就业前景

养老护理员分为初级、中级、高级、技师、高级技师五个级别，不同级别有不同的工作要求，需经过专业培训才能上岗工作，可向养老护理组长、养老护理主管、养老护理主（副）主任、养老护理（副）院长、养老护理院长以及养老护理培训老师、养老护理技能大师等逐级晋升。

1.3 培训机构设置指南

1.3.1 师资配备要求

(1) 培训教师任职基本条件

1) 培训初级、中级养老护理员的教师应具有高级养老护理员职业资格证书（职业技能等级证书）2年及以上者，具有养老护理员技师、高级技师职业资格（职业技能等级）者，或者具备相关专业中级及以上专业技术职务任职资格2年及以上并经当地相关主管部门认定在养老服务相关领域从业3年以上者；

2) 培训高级养老护理员的教师应具有养老护理员技师及高级技师职业资格证书（职业技能等级证书）1年及以上者，或者具备相关专业高级专业技术职务任职资格3年及以上并经市级以上相关主管部门认定在养老服务相关领域从业5年以上者；

3) 培训养老护理员技师、高级技师的教师应具有本职业高级技师职业资格证书（职业技能等级证书）2年以上者；或者具备相关专业高级专业技术职务任职资格4年以上并经省级相关主管部门认定在养老服务相关领域从业10年以上者。特殊情况下，可由省级相关主管部门认定在养老服务行业从业15年及以上，在业内有一定影响力的养老服务机构或组织的负责人担任。

(2) 培训教师数量要求（以20～50人教学班为基准）

1) 理论课教师：1人以上；培训规模超过50人的，按教师与学员之比不低于1∶50配备教师。

2) 实习指导教师：1人以上；培训规模超过20人的，按教师与学员之比不低于1∶20配备教师。

1.3.2 培训场所设备配置要求

培训场所设备配置要求如下（以20～50人教学班为基准）：

(1) 理论知识培训场所设备配置要求：同时容纳20～50人上课的60平方米以上标准教室。多媒体电教设备齐全，含计算机、上网口及网线、投影仪、扩音设备；具备条件的可以设录音、录像设备。

(2) 操作技能培训场所设备配置要求：同时容纳20～50人上课的60平方米以上标准教室。有便于开展互动式教学、演示、情境模拟等实训物品和材料。

具体配置如下（按20～50人标准配备，每10人为一小组进行实训）：

指南包

等级	设备	数量	单位	用具	数量	单位	其他用品	数量	单位
五级/初级	1. 物品柜	2~5	套	1. 棉被	2~5	床			
	2. 护理床	2~5	张	2. 床褥	2~5	床			
	3. 床头柜	2~5	个	3. 毛毯	2~5	床			
	4. 餐桌	2~5	张	4. 枕头	4~10	个			
	5. 模拟人	2~5	个	5. 床罩	4~10	床			
	6. 床具支架	2~5	辆	6. 床单	4~10	床			
	7. 扫床车	2~5	辆	7. 枕套	4~10	个			
	8. 治疗车	2~5	辆	8. 靠垫	1~5	个			
	9. 治疗盘	2~5	个	9. 防水油布	2~5	张			
	10. 坐便椅	2~5	把	10. 清洁衣裤	2~5	套			
	11. 洗澡椅	2~5	把	11. 床刷套	2~5	个			
	12. 防渴垫	2~5	个	12. 餐具	2~5	套			
	13. 污物桶	2~5	个	13. 茶杯	2~5	个			
	14. 屏风	2~5	个	14. 汤匙	2~5	个	工作服	3~5	套
	15. 轮椅	2~5	个	15. 围兜	适量	包	帽子	3~5	顶
	16. 四脚手杖	2~5	个	16. 餐巾纸	适量	包	护理鞋	3~5	双
	17. T型手杖	2~5	个	17. 卫生纸	2~5	条			
	18. 腋杖	2~5	个	18. 毛巾	2~5	条			
	19. 步行器	2~5	个	19. 方毛巾	2~5	条			
	20. 平车	2~5	张	20. 浴巾	2~5	条			
	21. 方凳	2~5	套	21. 手帕	适量	个			
	22. 4人位桌子	2~5	个	22. 纸尿裤	适量	个			
	23. 椅子（4把）	2~5	个	23. 护理垫	2~5	包			
	24. 录音机	2~5	个	24. 一次性手套	2~5	包			
	25. 音响器材	2~5	个	25. 橡胶手套	适量	包			
	26. 床刷	2~5	个	26. 碘伏	适量	瓶			
	27. 水盆	2~5	个	27. 纱布	适量	包			
	28. 热水壶	2~5	个	28. 棉签	适量	包			

续表

等级	设备	数量	单位	用具	数量	单位	其他用品	数量	单位
五级/初级	29. 洗头器	2～5	个	29. 一次性弯盘	适量	包			
	30. 吹风机	2～5	个	30. 模拟润唇膏	适量	支			
	31. 电动剃须刀	2～5	个	31. 模拟洗发液	1～2	瓶			
	32. 痰盂	2～5	个	32. 模拟润肤油	1～2	瓶			
	33. 便盆	2～5	个	33. 模拟开塞露	适量	支			
	34. 冲洗壶	2～5	个	34. 吸管	适量	支			
	35. 男生殖器模型	2～5	个	35. 牙刷	2～5	双			
	36. 女生殖器模型	2～5	个	36. 防滑鞋	2～5	件			
	37. 尿壶（男用）	2～5	个	37. 开襟上衣	适量	件			
	38. 尿壶（女用）	2～5	个	38. 套头上衣	2～5	个			
	39. 便标本盒	2～5	个	39. 药杯	适量	个			
	40. 尿标本瓶	2～5	把	40. 热水袋套	适量	本	工作服	3～5	套
	41. 剪刀	2～5	个	41. 服药记录单	适量	本	帽子	3～5	顶
	42. 牙模	2～5	个	42. 皮肤检查单	适量	本	护理鞋	3～5	双
	43. 义齿	2～5	个	43. 物品记录本	适量	本			
	44. 指甲刀	2～5	个	44. 记录本	适量	支			
	45. 小药箱	2～5	个	45. 签字笔	适量	副			
	46. 热水袋	2～5	个	46. 扑克牌	适量	副			
	47. 电热水袋	2～5	个	47. 麻将牌	适量	个			
	48. 水温计	2～5	个	48. 球类	适量	本			
	49. 量杯	2～5	个	49. 书报	适量				
	50. 手电筒	2～5	个						
	51. 镜子	2～5	个						
	52. 梳子	2～5	个						

指南包

续表

等级	设备	数量	单位	用具	数量	单位	其他用品	数量	单位
四级/中级	1. 物品柜	1	套	1. 棉被	2~5	床			
	2. 护理床	2~5	张	2. 床褥	2~5	床			
	3. 床头柜	2~5	个	3. 毛毯	2~5	床			
	4. 餐桌	2~5	张	4. 枕头	2~5	个			
	5. 模拟人	2~5	个	5. 床罩	2~5	床			
	6. 床具支架	2~5	辆	6. 床单	2~5	床			
	7. 屏风	2~5	个	7. 枕套	2~5	个			
	8. 治疗车	2~5	辆	8. 掌垫	2~5	个			
	9. 治疗盘	2~5	个	9. 体位垫	15~25	张			
	10. 四脚手杖	2~5	个	10. 防水油布	2~5	套			
	11. 康复助行器	2~5	个	11. 清洁衣裤	2~5	套	工作服	3~5	套
	12. 血压计	2~5	个	12. 餐具	2~5	个	帽子	3~5	顶
	13. 听诊器	2~5	个	13. 茶杯	2~5	支	护理鞋	3~5	双
	14. 医用垃圾桶	2~5	个	14. 鼻饲管	2~5	个	隔离衣	3~5	套
	15. 水盆	2~5	个	15. 推注器	2~5	个			
	16. 便盆	2~5	个	16. 围兜	2~5	包			
	17. 牙模	2~5	套	17. 餐巾纸	2~5	包			
	18. 男生殖器模型	2~5	个	18. 卫生纸	2~5	条			
	19. 女生殖器模型	2~5	个	19. 毛巾	2~5	条			
	20. 紫外线灯	2~5	个	20. 浴巾	2~5	包			
	21. 氧气筒	2~5	个	21. 手套	适量	包			
	22. 压力装置	2~5	个	22. 橡胶手套	适量	瓶			
	23. 雾化器	2~5	个	23. 碘伏	适量	包			
	24. 超声雾化器	2~5	个	24. 棉签	适量	包			
	25. 热水袋	2~5	个	25. 纱布	2~5	包			
	26. 冰袋	2~5	个	26. 棉球					

续表

等级	设备	数量	单位	用具	数量	单位	其他用品	数量	单位
四级/中级	27. 腋温计	2~5	支	27. 镊子	2~5	把			
	28. 口温计	2~5	支	28. 弯血管钳	适量	把			
	29. 肛温计	2~5	支	29. 压舌板	2~5	包			
	30. 水温计	2~5	支	30. 一次性弯盘	2~5	包			
	31. 手电筒	2~5	个	31. 模拟润唇膏	2~5	支			
	32. 健身器材	适量	台	32. 留置导尿管	适量	支			
	33. 康复训练阶梯	1	套	33. 一次性引流袋	适量	个			
				34. 粪袋	1	个			
				35. 医用垃圾袋	适量	包			
				36. 消毒液	2~5	瓶			
				37. 隔离标识牌	2~5	个			
				38. 10毫升注射器	2~5	支			
				39. 眼药水	2~5	瓶			
				40. 眼药膏	2~5	瓶			
				41. 滴鼻液	2~5	瓶			
				42. 滴耳液	2~5	瓶			
				43. 热水袋套	2~5	个			
				44. 冰袋套	6~10	个	工作服	3~5	套
				45. 开襟上衣	适量	件	帽子	3~5	顶
				46. 套头上衣	2~5	件	护理鞋	3~5	双
				47. 老年人防滑鞋	2~5	双	隔离衣	3~5	套
				48. 体温记录单	适量	本			
				49. 用药记录单	2~5	本			
				50. 记录本	2~5	本			
				51. 签字笔	适量	支			

指南包

续表

等级	设备		数量	单位	用具		数量	单位	其他用品	数量	单位
三级/高级	1.	物品柜	1	套	1. 棉被		2~5	床			
	2.	护理床	2~5	张	2. 床褥		2~5	床			
	3.	床头柜	2~5	个	3. 毛毯		2~5	床			
	4.	模拟人	2~5	张	4. 枕头		2~5	个			
	5.	餐桌	2~5	个	5. 床罩		2~5	床			
	6.	手电筒	2~5	辆	6. 床单		2~5	床			
	7.	床具支架	2~5	辆	7. 枕套		2~5	个			
	8.	屏风	2~5	个	8. 靠垫		15~25	个			
	9.	轮椅	2~5	个	9. 清洁衣裤		2~5	套			
	10.	四脚手杖	2~5	个	10. 餐具		2~5	套			
	11.	平车	2~5	个	11. 茶杯		2~5	个			
	12.	量杯	2~5	个	12. 汤匙		2~5	个			
	13.	水盆	2~5	个	13. 围兜		适量	个			
	14.	水桶	2~5	个	14. 餐巾纸		2~5	包			
	15.	热水壶	2~5	张	15. 卫生纸		2~5	包			
	16.	冰袋	2~5	个	16. 毛巾		1~2	条			
	17.	痰盂	2~5	套	17. 84消毒片		2~5	瓶			
	18.	剪刀	2~5	套	18. 扫把及簸箕		2~5	套	工作服	3~5	套
	19.	水温计	2~5	套	19. 抹布		适量	块	帽子	3~5	顶
	20.	紫外线灯	2~5	个	20. 地板拖		2~5	个	护理鞋	3~5	双
	21.	氧气筒	2~5	个	21. 橡胶手套		适量	包	隔离衣	3~5	套
	22.	压力装置	2~5	个	22. 眼罩		适量	包			
	23.	上肢固定夹板	2~5	个	23. 紫外线强度检测试纸		4	包			
	24.	下肢固定夹板	2~5	个	24. 消毒液检测试纸		适量	个			
	25.	腰部固定夹板	2~5	个	25. 空气检测皿		1	个			
	26.	担架	2~5	个	26. 物品表面检测管		适量	瓶			
	27.	心肺复苏模拟人	1	个	27. 碘伏		适量	包			
					28. 棉签						

续表

等级	设备	数量	单位	用具	数量	单位	其他用品	数量	单位
三级/高级	28. 健身器材	适量		29. 纱布	适量	包			
	29. 康复训练设备	1	台	30. 弹力绷带	适量	卷			
	30. 音响设备	1	套	31. 胶布	适量	卷			
	31. 投影仪	1	套	32. 一次性弯盘	2~5	条			
	32. 板书用具	1	套	33. 三角巾	2~5	个			
	33. 闹钟	1	个	34. 冰袋套	2~5	个			
				35. 防滑鞋	1~2	双			
				36. 充气便盆	2~5	个			
				37. 安全保护肩带	2~5	套	工作服	3~5	套
				38. 安全保护腕带	2~5	套	帽子	3~5	顶
				39. 安全保护腹带	3~5	套	护理鞋	3~5	双
				40. 安全保护膝带	2~5	套	隔离衣	3~5	套
				41. 记录本	适量	本			
				42. 签字笔	适量	支			
				43. 扑克牌	适量	副			
				44. 麻将牌	适量	副			
				45. 球类	适量	个			
				46. 书报	适量	本			
				47. 植物图片	适量	张			
				48. 动物图片	适量	张			
				49. 花卉图片	适量	张			
				50. 文具图片	适量	张			
				51. 数字图片	适量	本			
				52. 健康宣教书籍	适量	本			
				53. 培训指导课本					
二级/技师、一级/高级技师	根据实际需要配置								

1.3.3 教学资料配备要求

（1）培训规范：《养老护理员国家职业技能标准（2019版）》《养老护理员职业基本素质培训要求》《养老护理员职业技能培训要求》《养老护理员职业基本素质培训课程规范》《养老护理员职业技能培训课程规范》《养老护理员职业基本素质培训考核规范》《养老护理员职业技能培训理论知识考核规范》《养老护理员职业技能培训操作技能考核规范》。

（2）教材教辅：根据《养老护理员国家职业技能标准（2019版）》《养老护理员国家基本职业培训包（第2版）》编制的相关教材。

（3）参考资料：网络教学与学习资源。

1.3.4 管理人员配备要求

（1）培训机构

1）专职校长：1人，应具有大专及以上文化程度、中级及以上相关专业技术职务任职资格，从事职业技术教育及教学管理5年以上，熟悉职业培训的有关法律、法规。

2）培训教务人员：1人，应具有大专及以上文化程度、中级及以上相关专业技术职务任职资格，从事职业技术教育及教学管理5年以上，具有丰富的教学管理经验。

3）办公室人员：1人以上，应具有大专及以上文化程度。

4）财务管理人员：2人，应具有大专及以上文化程度、财会人员从业资格证书。

（2）养老服务机构

1）培训总负责人：1人，应具有大专及以上文化程度，可由养老机构院长、副院长兼任，中级及以上相关专业技术职务任职资格，从事养老服务行业或教学管理经验5年以上，熟悉职业培训相关法律、法规。

2）教学主管：1人，应具有大专及以上文化程度，中级及以上相关专业技术职务任职资格，从事养老服务行业或教学管理经验3年以上，熟悉培训、教学流程，参加必要的教学工作，可根据情况制订教学服务实施计划。

3）办公室人员：1人以上，应具有大专以上文化程度。

4）财务管理人员：1~2人，财会人员应有从业资格证书，出纳与记账人员分离，不得兼任。

1.3.5　管理制度要求

应建立健全完备的管理制度，包括培训管理、教学管理、教师管理、学员管理、财务管理、设备管理、安全管理等制度。

2 课程包

2.1 培训要求

2.1.1 职业基本素质培训要求

职业基本素质模块	培训内容	培训细目
1. 职业道德	1-1 职业道德基本知识	职业道德基本知识
	1-2 职业守则	养老护理员职业守则
2. 基础知识	2-1 养老护理员工作须知	养老护理员工作须知
	2-2 人际关系与沟通	人际关系与沟通
	2-3 老年人照护基础知识	老年人照护基础知识
	2-4 安全卫生、环境保护知识	安全卫生、环境保护知识
	2-5 消防安全基础知识	消防安全基础知识
	2-6 相关法律、法规知识	相关法律、法规知识

2.1.2 五级/初级职业技能培训要求

职业功能模块	培训内容	技能目标	培训细目
1. 生活照护	1-1 清洁照护	1-1-1 能为老年人洗脸、洗手、洗头、梳头、剃胡须、洗脚、修剪指（趾）甲	（1）能为老年人洗脸 （2）能为老年人洗手 （3）能为老年人洗头 （4）能为老年人梳头 （5）能为老年人剃胡须 （6）能为老年人洗脚 （7）能为老年人修剪指（趾）甲

续表

职业功能模块	培训内容	技能目标	培训细目
1. 生活照护	1-1 清洁照护	1-1-2 能协助老年人清洁口腔	协助老年人清洁口腔
		1-1-3 能协助老年人摘戴并清洗义齿	（1）协助老年人摘戴义齿 （2）为老年人清洗义齿
		1-1-4 能协助老年人洗澡（淋浴、盆浴、擦浴）	（1）协助老年人淋浴 （2）协助老年人盆浴 （3）协助老年人擦浴
		1-1-5 能为老年人清洁会阴部	协助老年人清洗会阴部
	1-2 穿脱衣物	1-2-1 能为老年人穿脱衣服、鞋袜	（1）能为老年人穿脱衣服 （2）能为老年人穿脱鞋袜
		1-2-2 能协助老年人穿脱简易矫形器等辅助器具	协助老年人穿脱简易矫形器
	1-3 饮食照护	1-3-1 能为老年人摆放进食体位、进水体位	（1）协助老年人摆放进食体位 （2）协助老年人摆放进水体位
		1-3-2 能协助老年人进食、进水	（1）协助老年人进食 （2）协助老年人进水
		1-3-3 能观察、评估老年人进食、进水的种类和量，报告并标记异常变化	（1）观察、评估、报告老年人进食情况 （2）观察、评估、报告老年人进水情况
		1-3-4 能对发生噎食、误吸情况的老年人采取应急措施，报告并寻求帮助	（1）噎食的急救及报告 （2）误吸的急救及报告
	1-4 排泄照护	1-4-1 能协助老年人如厕	协助老年人如厕
		1-4-2 能协助卧床老年人使用便器排便	（1）协助卧床老年人使用尿壶 （2）协助卧床老年人使用便盆
		1-4-3 能为老年人更换尿布、纸尿裤	（1）能为老年人更换尿布 （2）能为老年人更换纸尿裤
		1-4-4 能观察老年人排泄物的性状、颜色、次数及量，报告并记录异常情况	观察、记录、报告老年人排泄物异常情况

续表

职业功能模块	培训内容	技能目标	培训细目
1. 生活照护	1-5 睡眠照护	1-5-1 能为老年人布置睡眠环境	为老年人布置睡眠环境
		1-5-2 能观察老年人睡眠情况，报告并记录异常变化	观察、记录、报告老年人睡眠情况
	1-6 环境清洁	1-6-1 能为老年人提供舒适清洁的环境	为老年人提供舒适清洁的环境
		1-6-2 能整理、更换床单位	为卧床老年人整理床单位、更换被服
	1-7 失智照护	1-7-1 能为失智老年人提供生活照护	为失智老年人提供生活照护
		1-7-2 能协助观察失智老年人的异常行为	协助观察失智老年人的异常行为
2. 基础照护	2-1 体征观测	2-1-1 能协助测量老年人生命体征并观察、记录	（1）协助老年人测量体温及记录 （2）协助老年人测量脉搏及记录 （3）协助老年人测量呼吸及记录 （4）协助老年人测量血压及记录
		2-1-2 能协助测量老年人体重并记录	协助测量老年人体重
	2-2 护理协助	2-2-1 能使用热水袋等为老年人保暖	使用热水袋为老年人保暖
		2-2-2 能使用冰袋等为高热老年人物理降温	（1）使用冰袋为高热老年人物理降温 （2）使用温水擦浴为高热老年人物理降温
		2-2-3 能观察老年人使用冷热疗法的皮肤异常变化，记录并及时报告	观察、记录、报告冷热疗法皮肤的异常变化
		2-2-4 能为老年人翻身，能观察皮肤变化，能识别Ⅰ度压疮并进行处理和报告	为老年人翻身、观察皮肤变化，并识别处理Ⅰ度压疮
		2-2-5 能为老年人翻身、叩背促进排痰	为老年人翻身、叩背促进排痰

续表

职业功能模块	培训内容	技能目标	培训细目
2．基础照护	2-3 感染防控	2-3-1 能进行环境及物品的清洁	环境及物品清洁方法
		2-3-2 能进行手部清洁	手部清洁
3．康复服务	3-1 体位转换	3-1-1 能为老年人正确摆放体位	为老年人正确摆放体位
		3-1-2 能协助老年人进行各种体位的转换	（1）协助老年人床上翻身 （2）协助老年人从仰卧位到床边坐起 （3）协助老年人完成从坐到站、从站到坐的体位转换
		3-1-3 能使用助行器、轮椅等辅助器具协助老年人转移	（1）使用手杖协助老年人转移 （2）使用步行器协助老年人转移 （3）使用轮椅协助老年人转移 （4）协助老年人完成床至轮椅的转移
	3-2 康乐活动	3-2-1 能示范、指导老年人手工活动	示范、指导老年人进行手工活动
		3-2-2 能示范、指导老年人娱乐、游戏活动	示范、指导老年人进行娱乐游戏活动

2.1.3 四级／中级职业技能培训要求

职业功能模块	培训内容	技能目标	培训细目
1．生活照护	1-1 清洁照护	1-1-1 能为老年人进行口腔清洁	为老年人进行口腔清洁
		1-1-2 能为老年人进行身体清洁，并处理特殊情况	为特殊情况老年人进行身体清洁
	1-2 饮食照护	1-2-1 能根据老年人疾病和特殊进食需求，选择进食类型和食品加工方式	老年人特殊饮食处理方式
		1-2-2 能照护戴鼻饲管的老年人进食、进水	（1）照护戴鼻饲管的老年人进食 （2）照护戴鼻饲管的老年人进水

续表

职业功能模块	培训内容	技能目标	培训细目
1. 生活照护	1-3 排泄照护	1-3-1 能使用开塞露、人工取便及其他辅助方法协助老年人排便	(1) 使用开塞露协助老年人排便 (2) 为老年人人工取便
		1-3-2 能为人工造瘘的老年人更换造瘘袋	为肠造瘘老年人更换造瘘袋
		1-3-3 能观察留置导尿的老年人的尿量及颜色，标记异常并及时报告	留置尿管老年人尿液情况观察及报告
	1-4 睡眠照护	1-4-1 能识别影响老年人睡眠的环境因素，并提出改进建议	评估老年人睡眠环境
		1-4-2 能照护有睡眠障碍的老年人入睡	照护睡眠障碍老年人入睡
		1-4-3 能指导老年人改变不良的睡眠习惯	指导老年人改变不良睡眠习惯
	1-5 环境清洁	1-5-1 能对老年人生活环境及常用物品进行清洁、消毒	(1) 消毒剂擦拭消毒 (2) 紫外线消毒灯消毒
		1-5-2 能对感染的老年人进行床旁消毒隔离	使用空气消毒机进行床旁消毒
		1-5-3 能对垃圾进行分类和处理	垃圾分类处理方法
2. 基础照护	2-1 体征观测	2-1-1 能为老年人测量生命体征并观察、记录	(1) 脉搏短绌的测量方法及记录 (2) 异常呼吸观察及记录 (3) 异常血压观察及记录
		2-1-2 能为老年人测量体重并记录	为老年人测量体重及记录
		2-1-3 能为老年人测量血糖并观察、记录	为老年人测量血糖及记录
	2-2 用药照护	2-2-1 能协助老年人口服用药，观察老年人用药后的反应并及时报告	协助老年人口服用药
		2-2-2 能观察老年人使用胰岛素后的血糖异常变化	观察老年人使用胰岛素后的血糖异常变化

续表

职业功能模块	培训内容	技能目标	培训细目
2．基础照护	2-3 风险应对	2-3-1 能识别老年人跌倒、压疮、走失、噎食、误吸、烫伤、冻伤、中毒、中暑的风险，及时报告并提供风险预防的措施	（1）跌倒的风险识别及预防措施 （2）压疮的风险识别及预防措施 （3）走失的风险识别及预防措施 （4）噎食的风险识别及预防措施 （5）误吸和窒息的风险识别及预防措施 （6）烫伤的风险识别及预防措施 （7）冻伤的风险识别及预防措施 （8）中毒的风险识别及预防措施 （9）中暑的风险识别及预防措施
		2-3-2 能发现老年人跌倒、急性创伤、肌肉骨骼关节损伤等，并立即报告	发现老年人跌倒、急性创伤、肌肉骨骼关节损伤等并及时报告
	2-4 护理协助	2-4-1 能观察和识别胃管、尿管、气管切开及造瘘口的异常情况，及时记录和报告	（1）观察和识别胃管的异常情况，及时记录和报告 （2）观察和识别尿管的异常情况，及时记录和报告 （3）观察和识别气管切开的异常情况，及时记录和报告 （4）观察和识别造瘘口的异常情况，及时记录和报告
		2-4-2 能为老年人留取二便标本	（1）留取尿标本 （2）留取便标本
		2-4-3 能陪同老年人就医	陪同老年人就医
		2-4-4 能协助对Ⅱ度压疮老年人进行照护	协助对Ⅱ度压疮老年人进行照护
	2-5 感染防控	能进行老年人常见传染病的预防	（1）预防老年人常见传染病 （2）对接触感染的老年人进行床旁隔离

续表

职业功能模块	培训内容	技能目标	培训细目
2. 基础照护	2-6 失智照护	2-6-1 能识别和应对失智老年人的常见异常行为	(1) 失智老年人常见的异常行为识别 (2) 失智老年人常见异常行为的应对
		2-6-2 能为失智老年人提供安全的环境	为失智老年人提供安全的环境
	2-7 安宁服务	2-7-1 能对临终老年人提供沟通和陪伴	临终老年人的沟通和陪伴
		2-7-2 能进行遗体清洁、遗物整理	遗体清洁、遗物整理
		2-7-3 能进行终末消毒	终末消毒方法
3. 康复服务	3-1 康乐活动	3-1-1 能组织老年人开展文娱性康乐活动	引导老年人参与文娱性康乐活动
		3-1-2 能指导老年人使用简易健身器材进行活动	指导老年人使用简易健身器材进行活动
		3-1-3 能应用音乐、园艺、益智类游戏等活动照护失智老年人	(1) 引导失智老年人参与音乐活动 (2) 引导失智老年人参与园艺活动 (3) 引导失智老年人参与益智类游戏
	3-2 功能促进	3-2-1 能指导老年人进行日常生活活动训练	(1) 指导偏瘫老年人进行家务活动训练 (2) 指导老年人进行社会活动训练
		3-2-2 能协助压力性尿失禁老年人进行功能训练	协助压力性尿失禁老年人进行功能训练
		3-2-3 能指导老年人使用简易康复器材进行活动或训练	指导老年人使用简易康复器材进行活动
		3-2-4 能指导老年人进行坐位或站立位的平衡训练	(1) 指导偏瘫老年人进行坐位的平衡功能训练 (2) 指导偏瘫老年人进行站立位的平衡训练
		3-2-5 能指导老年人使用日常生活类辅助器具	指导老年人使用日常生活类辅助器具
		3-2-6 能根据老年人的身体情况选择适当的助行器、轮椅等辅助器具	根据老年人的身体情况选择适当的助行器、轮椅等辅助器具

续表

职业功能模块	培训内容	技能目标	培训细目
4．心理支持	4-1 沟通交流	4-1-1 能与老年人和家属沟通	（1）老年人入住机构时的沟通 （2）组织老年人参与日常活动时的沟通 （3）与老年人家属的沟通
		4-1-2 能与团队成员沟通	与团队成员的沟通
	4-2 精神慰藉	4-2-1 能观察老年人的情绪和行为变化	观察老年人的情绪和行为变化的方法
		4-2-2 能识别老年人情绪和行为变化的原因和方法	识别老年人情绪和行为变化的原因和方法

2.1.4 三级／高级职业技能培训要求

职业功能模块	培训内容	技能目标	培训细目
1．基础照护	1-1 用药照护	1-1-1 能喂老年人口服药，观察用药后的不良反应并记录	喂老年人口服药
		1-1-2 能为老年人使用滴眼、耳、鼻等外用药，观察用药后的不良反应并记录	为老年人使用滴眼、滴耳、滴鼻剂
	1-2 风险应对	1-2-1 能评估老年人跌倒、压疮、走失、噎食、误吸、烫伤、冻伤、中毒、中暑的风险，并制订出风险预防的措施及不良事件分析	（1）跌倒的预防措施、风险评估与应对处理 （2）压疮的预防措施、风险评估与应对处理 （3）走失的预防措施、风险评估与应对处理 （4）噎食的预防措施、风险评估与应对处理 （5）误吸的预防措施、风险评估与应对处理 （6）烫伤的预防措施、风险评估与应对处理 （7）冻伤的预防措施、风险评估与应对处理 （8）中毒的预防措施、风险评估与应对处理 （9）中暑的预防措施、风险评估与应对处理

续表

职业功能模块	培训内容	技能目标	培训细目
1. 基础照护	1-2 风险应对	1-2-2 能发现老年人急性创伤、肌肉骨骼关节损伤等，并做出初步应急处置	(1) 急性创伤的评估和应急处置 (2) 肌肉骨骼关节损伤的评估和应急处置
		1-2-3 能配合医务人员对急救老年人进行安全转运	配合医务人员对急救老年人进行安全转运
	1-3 护理协助	1-3-1 能协助进行Ⅲ度压疮老年人的照护	协助进行Ⅲ度压疮老年人的照护
		1-3-2 能对老年人提供雾化吸入、口腔吸痰、吸氧操作	(1) 为老年人提供雾化吸入操作 (2) 为老年人提供口腔吸痰操作 (3) 为老年人提供吸氧操作
	1-4 失智照护	1-4-1 能针对失智老年人特殊异常行为提供相应的应对措施	识别失智老年人特殊异常行为表现并采取应对措施
		1-4-2 能识别失智老年人的环境风险并制订应对措施	识别失智老年人的环境风险并制订应对措施
	1-5 安宁服务	1-5-1 能协助对临终老年人家属提供心理慰藉及哀伤应对辅助服务	协助对临终老年人家属提供心理慰藉及哀伤应对辅助服务
		1-5-2 能协助老年人家属处理后事	协助老年人家属处理后事
2. 康复服务	2-1 功能促进	2-1-1 能组织和指导老年人开展健身康复体操活动	组织和指导老年人开展健身康复体操活动
		2-1-2 能指导或协助老年人进行平地行走、上下楼梯训练	指导或协助老年人完成行走训练
		2-1-3 能指导或协助老年人使用安全防护性辅助器具	(1) 指导或协助老年人使用移动辅助器具 (2) 指导或协助老年人使用洗浴辅助器具

续表

职业功能模块	培训内容	技能目标	培训细目
2．康复服务	2-2 认知训练	2-2-1 能按照康复计划指导轻度、中度认知功能障碍的老年人进行记忆力等训练	为老年人进行记忆力训练
		2-2-2 能按照康复计划指导轻度、中度认知功能障碍的老年人进行定向力等训练	能为老年人进行定向力训练
3．心理支持	3-1 沟通交流	3-1-1 能与失明、失聪、失语等功能受损的老年人进行沟通	（1）与失明老年人沟通 （2）与失语老年人沟通 （3）与失聪老年人沟通
		3-1-2 能在发生冲突的情况下进行沟通	化解冲突的沟通方式
	3-2 心理辅导	3-2-1 能应对岗位工作压力	应对岗位工作压力的方法
		3-2-2 能指导老年人自我解压	指导老年人自我解压
		3-2-3 能识别老年人的异常心理活动，并及时应对、报告	识别老年人异常心理活动并报告
		3-2-4 能根据老年人心理及情绪变化采取应对方法	老年人心理及情绪变化的应对方法
4．培训指导	4-1 理论培训	4-1-1 能对老年人和家属进行照护知识培训	对老年人和家属进行照护知识培训
		4-1-2 能对四级/中级、五级/初级养老护理员进行照护知识培训	对四级/中级、五级/初级养老护理员进行照护知识培训
	4-2 技术指导	4-2-1 能传授老年人自我照护方法	指导老年人进行自我照护
		4-2-2 能对家属等非专业照护人员进行照护技能指导	对家属等非专业照护人员进行照护技能指导
		4-2-3 能对四级/中级、五级/初级养老护理员进行照护技能指导	对四级/中级、五级/初级养老护理员进行照护技能指导

2.1.5 二级/技师职业技能培训要求

职业功能模块	培训内容	技能目标	培训细目
1. 康复服务	1-1 功能促进	1-1-1 能对认知功能障碍老年人进行日常生活活动能力训练	认知功能障碍老年人的日常生活活动能力训练
		1-1-2 能辅助对轻、中度言语功能障碍老年人进行言语功能训练	(1) 轻度言语功能障碍老年人的言语功能训练 (2) 中度言语功能障碍老年人的言语功能训练
	1-2 康复评估	1-2-1 能辅助评估老年人日常生活活动能力康复效果	评估老年人日常生活活动能力康复效果
		1-2-2 能辅助评估老年人运动功能康复效果	评估老年人运动功能康复效果
		1-2-3 能辅助评估老年人认知功能康复效果	辅助评估老年人认知功能康复效果
2. 照护评估	2-1 老年人能力评估	2-1-1 能制订老年人能力评估的实施计划，能对老年人进行能力评估，并划分老年人的照护等级	(1) 制订老年人能力评估实施计划 (2) 对老年人进行能力评估 (3) 老年人的照护等级划分
		2-1-2 能撰写老年人能力评估报告	撰写老年人能力评估报告
		2-1-3 能对老年人照护风险进行评估，并对照护等级进行调整	(1) 对老年人照护风险进行评估 (2) 对照护等级进行调整 (3) 制订应对预案
	2-2 照护计划制订	2-2-1 能识别主要照护问题，制订、撰写照护计划	(1) 识别主要照护问题 (2) 制订照护计划 (3) 撰写照护计划
		2-2-2 能进行阶段性能力评估，并调整照护计划	(1) 根据老年人能力状况和照护计划对老年人进行定期评估 (2) 根据定期评估结果进行照护计划的调整
		2-2-3 能掌握照护计划的实施、评价方法	(1) 照护计划的实施 (2) 照护计划的评价

续表

职业功能模块	培训内容	技能目标	培训细目
2．照护评估	2-3 适老环境和辅助器具使用评估	2-3-1 能对适老环境进行评估，并提出整改建议	(1) 适老环境（居家、机构）评估 (2) 根据评估结果提出整改建议
		2-3-2 能对老年人康复辅助器具使用需求进行评估，并提出整改建议	(1) 对老年人康复辅助器具使用需求进行评估 (2) 根据评估结果对辅助器具选择和使用提出指导建议
3．质量管理	3-1 质量监督	3-1-1 能对照护服务效果进行监督	(1) 照护服务质量监督的目的、作用和内容 (2) 照护服务质量监督方法 (3) 照护服务质量监督资料分析和记录
		3-1-2 能对人员管理效果进行监督	人员管理效果监督
		3-1-3 能对服务保障进行监督	服务保障监督
		3-1-4 能对服务安全进行监管	服务安全监管
	3-2 质量控制	3-2-1 能对照护服务的实施进行管理	(1) 制订质量控制实施方案 (2) 根据质量控制中的问题进行方案的优化 (3) 整理、存档资料，记录实施中的问题
		3-2-2 能对养老服务人员进行管理	(1) 制订人员管理的方案 (2) 整理和存档相关资料和记录实施中出现的问题
		3-2-3 能落实服务保障的要求	(1) 落实服务保障 (2) 整理和存档相关资料和记录实施中存在的问题
		3-2-4 能执行服务安全的要求	(1) 执行服务安全的方法 (2) 整理和存档相关资料和记录实施中存在的问题
4．培训指导	4-1 理论培训	4-1-1 能对三级/高级及以下级别人员进行照护知识培训	对三级/高级及以下级别人员进行照护知识培训
		4-1-2 能制订培训计划，编写培训教案	(1) 制订培训计划 (2) 编写培训教案

续表

职业功能模块	培训内容	技能目标	培训细目
4. 培训指导	4-2 技术指导	4-2-1 能对三级/高级及以下级别人员进行照护技术技能培训	对三级/高级及以下级别人员进行照护技术技能培训
		4-2-2 能传授养老服务技能与管理经验	（1）养老服务技能与管理经验总结 （2）养老服务技能与管理经验传授

2.1.6 一级/高级技师职业技能培训要求

职业功能模块	培训内容	技能目标	培训细目
1. 照护评估	1-1 专项功能评估	1-1-1 能对老年人常见身体、心理和社会功能等进行专项评估，能识别照护过程中的特殊问题	（1）老年人常见身体、心理和社会功能等方面的专项评估方法 （2）根据专项评估结果，识别照护问题
		1-1-2 能制订老年人常见身体、心理和社会功能专项评估的实施计划	老年人专项评估实施计划的制订
	1-2 照护计划完善	1-2-1 能进行阶段性功能评估，并调整照护计划	（1）阶段性功能评估 （2）根据评估结果、各种突发因素调整照护计划 （3）评价与完善其他养老护理员制订的照护计划
		1-2-2 能制订特殊老年人照护计划	抑郁症、失智症等精神行为障碍、传染病以及其他特殊照护问题的特殊老年人照护计划的制订
		1-2-3 能撰写专项功能评估报告	专项功能评估报告撰写
	1-3 评估管理	1-3-1 能组织、督导评估人员开展评估	评估人员开展评估的管理及督导方法
		1-3-2 能对特殊老年人进行个案处理	特殊老年人个案处理方法
		1-3-3 能对评估实施方案进行持续改进	（1）对评估实施方案进行评价 （2）评估实施方案的改进

续表

职业功能模块	培训内容	技能目标	培训细目
1. 照护评估	1-3 评估管理	1-3-4 能对评估结果与照护计划进行分析，处理有争议的评估结果	(1) 分析与评价评估结果与照护计划 (2) 争议评估结果的处理
2. 质量管理	2-1 机构内部管理	2-1-1 能建立质量管理体系	制订组织内质量规范及评价指标
		2-1-2 能制订养老服务机构组织内的质量规范、评价指标	制订质量评价的基本方案
		2-1-3 能组织实施质量评价	(1) 工作中存在的缺陷以及相关的预防和改进措施 (2) 制订和实施整改计划
		2-1-4 能对养老服务机构内部质量管理做出分析，制订整改计划	(1) 内部质量管理分析 (2) 根据分析结果调整计划
	2-2 质量系统评价	2-2-1 能评价养老服务机构或组织的服务及管理质量	针对服务及管理质量进行系统评价
		2-2-2 能发现养老服务机构或组织存在的质量问题，并提出整改建议	(1) 根据存在的质量问题提出持续质量改进建议 (2) 根据质量改善方案存在的问题提出整改建议
		2-2-3 能对养老服务机构或组织整改效果进行再评价	(1) 对质量评价结果进行分析 (2) 对整改效果进行再评价
3. 培训指导	3-1 理论培训	3-1-1 能组织和参与对二级/技师及以下级别人员的培训	组织和参与对二级/技师及以下级别人员的培训
		3-1-2 能分析行业发展趋势，撰写养老服务与管理的研究报告	(1) 分析行业发展趋势 (2) 撰写养老服务与管理研究报告
	3-2 培训管理	3-2-1 能评价培训方案，并提出改进建议	(1) 评价培训方案 (2) 提出改进建议
		3-2-2 能评价培训效果，并提出改进方案	(1) 评价培训效果 (2) 提出改进方案
		3-2-3 能为行业发展提出建议	为行业发展提出建议

2.2 课程规范

2.2.1 职业基本素质培训课程规范

模块	课程	学习单元	课程内容	培训建议	课堂学时
1. 职业道德	1-1 职业道德基本知识	职业道德基本知识	1）道德概述 2）道德的特点 3）道德的作用 4）职业道德概述 5）职业道德的基本要素 6）职业道德的特征 7）职业道德的作用 8）习近平新时代中国特色社会主义思想概述 9）社会主义核心价值观的主要内容	（1）方法：讲授法、案例教学法等 （2）重点与难点：职业道德概述、职业道德的作用	1
	1-2 职业守则	养老护理员职业守则	1）尊老敬老，以人为本 2）孝老爱亲，弘扬美德 3）遵章守法，自律奉献 4）服务第一，爱岗敬业	（1）方法：讲授法、案例教学法、角色扮演法等 （2）重点与难点：养老护理员职业守则	1
2. 基础知识	2-1 养老护理员工作须知	养老护理员工作须知	1）养老护理员服务礼仪规范 2）养老护理员职业安全和个人防护知识 3）养老护理员自我心理调适相关知识 4）养老护理员在机构、社区和家庭提供服务基本规范	（1）方法：讲授法、案例教学法、演示法等 （2）重点与难点：服务内容、服务要求	1

续表

模块	课程	学习单元	课程内容	培训建议	课堂学时
2. 基础知识	2-2 人际关系与沟通	人际关系与沟通	1）人际关系的处理原则 2）沟通交流的方法	（1）方法：讲授法、案例教学法、角色扮演法等 （2）重点与难点：正确认识与处理人际关系、应对冲突方式	1
	2-3 老年人照护基础知识	老年人照护基础知识	1）老年人生理、心理特点 2）老年人照护特点 3）老年人常见病的照护重点 4）老年人常见问题的观察方法 5）老年人饮食种类及营养需求 6）老年人常见冲突和压力处理方法 7）老年人照护记录方法 8）老年人康复理念、康复与健康的关系	（1）方法：讲授法、案例教学法等 （2）重点与难点：老年人各系统基本结构、功能与衰老表现，以及心理特点、生理照护、患病的主要特点、常见问题的观察方法、营养素摄取特点、治疗饮食种类、常见冲突和压力处理方法、照护记录方法、康复理念、康复与健康的关系	2
	2-4 安全卫生、环境保护知识	安全卫生、环境保护知识	1）老年人安全防范及相关知识 2）老年人卫生防护知识 3）老年人环境保护知识 4）食品安全知识 5）急救常识 6）自然灾害的应对处理知识	（1）方法：讲授法、案例教学法等 （2）重点与难点：老年人安全防范及相关知识、卫生防护知识、环境保护知识、食品安全知识、急救常识、自然灾害的应对处理知识	2
	2-5 消防安全基础知识	消防安全基础知识	1）火灾危险性，火灾预防知识和措施 2）用火、用电、用气安全常识 3）消防安全标志及含义 4）报火警、扑救初起火灾、自救互救和逃生疏散的知识	（1）方法：讲授法、案例教学法等 （2）重点与难点：火灾预防知识，用火、用电、用气安全常识，消防安全标志及含义等	2

续表

模块	课程	学习单元	课程内容	培训建议	课堂学时
2. 基础知识	2-5 消防安全基础知识	消防安全基础知识	5）建筑消防设施的性能，灭火器材的使用方法 6）建筑火灾逃生避难器材的使用方法 7）消防违法行为处罚的相关知识	（1）方法：讲授法、案例教学法等 （2）重点与难点：火灾预防知识，用火、用电、用气安全常识，消防安全标志及含义等	2
	2-6 相关法律、法规知识	相关法律、法规知识	1）《中华人民共和国老年人权益保障法》相关知识 2）《中华人民共和国劳动法》相关知识 3）《中华人民共和国劳动合同法》相关知识 4）《中华人民共和国消防法》相关知识 5）《中华人民共和国食品安全法》相关知识	（1）方法：讲授法、案例教学法等 （2）重点与难点：《中华人民共和国老年人权益保障法》等相关法律知识	1
课堂学时合计					11

2.2.2 五级／初级职业技能培训课程规范

模块	课程	学习单元	课程内容	培训建议	课堂学时
1. 生活照护	1-1 清洁照护	（1）为老年人进行日常梳洗	1）老年人日常梳洗照护概述 2）梳洗过程中观察要点 3）为老年人梳洗 4）为老年人洗头 ①老年人头发养护方法 ②为老年人坐位洗头 ③为老年人卧位洗头	（1）方法：讲授法、案例教学法、演示法、实训（练习）法等 （2）重点与难点：为老年人（坐位、卧位）洗头	1

续表

模块	课程	学习单元	课程内容	培训建议	课堂学时
1. 生活照护	1-1 清洁照护	(1) 为老年人进行日常梳洗	5) 为老年人剃胡须 6) 为老年人洗脚 7) 为老年人修剪指（趾）甲	(1) 方法：讲授法、案例教学法、演示法、实训（练习）法等 (2) 重点与难点：为老年人（坐位、卧位）洗头	1
		(2) 协助老年人清洁口腔	1) 口腔清洁概述 2) 口腔清洁的重要性 3) 老年人口腔健康的标准 4) 保持口腔健康的方法 5) 协助老年人漱口 6) 协助老年人刷牙	(1) 方法：讲授法、案例教学法、演示法、实训（练习）法等 (2) 重点与难点：协助老年人清洁口腔	1
		(3) 协助老年人摘戴并清洗义齿	1) 义齿的概念和作用 2) 义齿的摘取和佩戴方法 3) 义齿清洗、存放原则 4) 注意事项 5) 为老年人摘戴义齿 ①沟通 ②评估 ③准备 ④摘取义齿 ⑤佩戴义齿 ⑥整理、记录 6) 清洗义齿 ①沟通 ②评估 ③准备 ④刷洗义齿 ⑤浸泡义齿 ⑥戴前冲洗 ⑦整理、记录	(1) 方法：讲授法、案例教学法、演示法、实训（练习）法等 (2) 重点与难点：协助老年人摘戴并清洗义齿	1

续表

模块	课程	学习单元	课程内容	培训建议	课堂学时
1. 生活照护	1-1 清洁照护	(4) 协助老年人洗澡（淋浴、盆浴、擦浴）	1) 洗浴概述 2) 老年人洗浴的目的 3) 老年人洗浴的种类 4) 协助老年人淋浴 ①沟通 ②评估 ③准备 ④协助老年人进入浴室 ⑤脱衣、调节水温 ⑥淋浴 ⑦擦干更衣 ⑧整理、记录 5) 协助老年人盆浴 ①沟通 ②评估 ③准备 ④协助老年人进入浴室 ⑤脱衣洗浴 ⑥擦干更衣 ⑦整理、记录 6) 为老年人进行床上擦浴 ①沟通 ②评估 ③准备 ④擦浴顺序及方法 ⑤整理、记录	(1) 方法：讲授法、案例教学法、演示法、实训（练习）法等 (2) 重点与难点：协助老年人洗澡（淋浴、盆浴、擦浴）	1
		(5) 协助老年人清洗会阴部	1) 会阴部冲洗的作用 2) 为女性老年人冲洗会阴部 ①沟通 ②评估 ③准备 ④摆放体位 ⑤冲洗会阴部 ⑥整理、记录	(1) 方法：讲授法、案例教学法、演示法、实训（练习）法等 (2) 重点与难点：协助老年人清洗会阴部	1

续表

模块	课程	学习单元	课程内容	培训建议	课堂学时
1. 生活照护	1-2 穿脱衣物	(1) 协助老年人穿脱衣服、鞋袜	1) 穿脱衣物概述 2) 老年人服装、鞋袜的特点 3) 为老年人更换开襟衣服 4) 为老年人更换套头衣服 5) 为老年人穿脱裤子 6) 为老年人穿脱鞋袜	(1) 方法：讲授法、案例教学法、演示法、实训（练习）法等 (2) 重点与难点：协助老年人穿脱衣服、鞋袜	1
		(2) 协助老年人穿脱简易矫形器	1) 矫形器的概念 2) 矫形器的作用 3) 为老年人穿脱弹力足踝矫形器	(1) 方法：讲授法、案例教学法、演示法、实训（练习）法等 (2) 重点与难点：协助老年人穿脱简易矫形器	2
	1-3 饮食照护	(1) 协助老年人摆放进食、进水体位	1) 老年人饮食照护概述 2) 老年人的进食、进水体位概念及摆放的目的 3) 老年人进食、进水体位种类 4) 协助老年人摆放进食、进水体位	(1) 方法：讲授法、案例教学法、演示法、实训（练习）法等 (2) 重点与难点：协助老年人摆放进食、进水体位	1
		(2) 协助老年人进食、进水	1) 老年人饮食结构 2) 老年人饮食种类和摄入量 3) 对老年人有益的饮品 4) 协助老年人进食 ①沟通 ②评估 ③准备 ④协助进餐 ⑤整理、记录	(1) 方法：讲授法、案例教学法、演示法、实训（练习）法等 (2) 重点与难点：协助老年人进食、进水	1

续表

模块	课程	学习单元	课程内容	培训建议	课堂学时
1. 生活照护	1-3 饮食照护	（2）协助老年人进食、进水	5）协助老年人进水 ①沟通 ②评估 ③准备 ④协助饮水 ⑤整理、记录	（1）方法：讲授法、案例教学法、演示法、实训（练习）法等 （2）重点与难点：协助老年人进食、进水	1
		（3）观察、评估、报告老年人进食、进水情况	1）老年人进食观察要点 2）老年人吞咽困难、呛咳定义 3）老年人进水观察要点 4）老年人进食、进水的观察、评估、记录 ①沟通 ②评估 ③准备 ④观察并记录本次进食、进水情况 ⑤整理、记录	（1）方法：讲授法、案例教学法、演示法、实训（练习）法等 （2）重点与难点：老年人进食、进水的观察评估记录	1
		（4）噎食、误吸的急救及报告	1）噎食、误吸的概念 2）噎食、误吸的救助方法 3）海姆立克急救法 ①老年人噎食、误吸的程度 ②海姆立克急救处置 ③急救或送医救治 ④整理、记录	（1）方法：讲授法、案例教学法、演示法、实训（练习）法等 （2）重点与难点：海姆立克急救法	2
	1-4 排泄照护	（1）协助老年人如厕	1）排泄照护概述 2）影响老年人排便的环境因素 3）老年人胃肠功能与排泄的关系 4）帮助老年人养成规律排便的习惯	（1）方法：讲授法、案例教学法、演示法、实训（练习）法等 （2）重点与难点：帮助老年人正常如厕	1

续表

模块	课程	学习单元	课程内容	培训建议	课堂学时
1.生活照护	1-4 排泄照护	（1）协助老年人如厕	5）老年人排泄异常的观察 6）帮助老年人正常如厕 ①沟通 ②评估 ③准备 ④协助如厕 ⑤整理、记录	（1）方法：讲授法、案例教学法、演示法、实训（练习）法等 （2）重点与难点：帮助老年人正常如厕	1
		（2）协助卧床老年人使用便器排便	1）床上使用的便器种类 2）去除尿壶污渍及异味的方法 3）协助卧床老年人使用尿壶 ①沟通 ②评估 ③准备 ④协助使用尿壶 ⑤整理、记录 4）协助卧床老年人使用便盆 ①沟通 ②评估 ③准备 ④协助使用便盆 ⑤整理、记录	（1）方法：讲授法、案例教学法、演示法、实训（练习）法等 （2）重点与难点：协助卧床老年人使用便器排便	1
		（3）为老年人更换尿布、纸尿裤	1）尿失禁的定义和分类 2）老年人尿失禁的照料 3）为老年人更换一次性护理垫（尿布） ①沟通 ②评估 ③准备 ④更换一次性护理垫（尿布） ⑤整理、记录	（1）方法：讲授法、案例教学法、演示法、实训（练习）法等 （2）重点与难点：为老年人更换尿布、纸尿裤	1

续表

模块	课程	学习单元	课程内容	培训建议	课堂学时
1. 生活照护	1-4 排泄照护	(3) 为老年人更换尿布、纸尿裤	4) 为老年人更换纸尿裤 ①沟通 ②评估 ③准备 ④更换纸尿裤 ⑤整理、记录	(1) 方法：讲授法、案例教学法、演示法、实训（练习）法等 (2) 重点与难点：为老年人更换尿布、纸尿裤	1
		(4) 观察、记录、报告老年人排泄物异常情况	1) 老年人排泄物性状、颜色和异常情况 2) 老年人大小便异常情况记录、报告要点 3) 观察老年人排泄物异常情况，记录并报告 ①沟通 ②评估 ③准备 ④观察排泄物 ⑤整理、记录	(1) 方法：讲授法、案例教学法、演示法、实训（练习）法等 (2) 重点与难点：观察老年人排泄物异常情况，记录并报告	2
	1-5 睡眠照护	(1) 为老年人布置睡眠环境	1) 老年人的睡眠特点 2) 老年人睡眠环境要求 3) 为老年人布置睡眠环境 ①沟通 ②评估 ③准备 ④布置睡眠环境 ⑤协助老年人就寝	(1) 方法：讲授法、案例教学法、演示法、实训（练习）法等 (2) 重点与难点：为老年人布置睡眠环境	1
		(2) 观察、记录、报告老年人睡眠情况	1) 睡眠相关知识 2) 老年人良好的睡眠习惯 3) 老年人常见的不良睡眠习惯	(1) 方法：讲授法、案例教学法、演示法、实训（练习）法等 (2) 重点与难点：观察并记录老年人睡眠异常	1

续表

模块	课程	学习单元	课程内容	培训建议	课堂学时
1. 生活照护	1-5 睡眠照护	（2）观察、记录、报告老年人睡眠情况	4）老年人睡眠观察、记录要点 5）观察并记录老年人睡眠异常 ①沟通 ②评估 ③准备 ④观察老年人睡眠情况 ⑤整理、记录	（1）方法：讲授法、案例教学法、演示法、实训（练习）法等 （2）重点与难点：观察并记录老年人睡眠异常	1
1. 生活照护	1-6 环境清洁	（1）为老年人提供舒适、清洁的环境	1）老年人居室环境概述 2）老年人居室环境清洁要求 3）为老年人清洁居室环境 ①沟通 ②评估 ③准备 ④开窗通风 ⑤室内清洁 ⑥整理、记录	（1）方法：讲授法、案例教学法、演示法、实训（练习）法等 （2）重点与难点：为老年人清洁居室环境	1
1. 生活照护	1-6 环境清洁	（2）整理床单位、更换被服	1）整理、更换床单位概述 2）清扫整理床单位及更换被服的要求 3）被服的回收、清洗、消毒方法 4）为卧床老年人更换被服 ①沟通 ②评估 ③准备 ④更换床单 ⑤更换被罩 ⑥更换枕套 ⑦整理、记录	（1）方法：讲授法、案例教学法、演示法、实训（练习）法等 （2）重点与难点：为卧床老年人更换被服	1

续表

模块	课程	学习单元	课程内容	培训建议	课堂学时
1. 生活照护	1-7 失智照护	（1）为失智老年人提供生活照护	1）失智症的基本概念 2）失智老年人照护原则 3）失智老年人生活照护的基本方法及注意事项	（1）方法：讲授法、案例教学法、演示法、实训（练习）法等 （2）重点与难点：失智老年人生活照护的基本方法	2
		（2）协助观察失智老年人的异常行为	失智老年人异常行为的主要表现和原因	（1）方法：讲授法、案例教学法、演示法、实训（练习）法等 （2）重点与难点：失智老年人异常行为的主要表现和协助观察方法	2
2. 基础照护	2-1 体征观测	（1）协助测量老年人生命体征并观察、记录	1）测量体温基本知识 ①体温定义 ②体温正常值 ③体温生理性变化 2）常用体温计的种类及构造 3）测量体温及记录的方法 4）协助老年人测量体温 ①准备水银体温计或电子体温计 ②沟通测量目的 ③评估合作程度 ④实施测量体温，选择测量工具、部位、时间及方法 ⑤整理用物 ⑥记录测量数值 ⑦体温计的清洁、消毒和检查法 5）脉搏的概念 6）正常脉搏观察及生理变化	（1）方法：讲授法、案例教学法、演示法、实训（练习）法等 （2）重点与难点：协助测量老年人生命体征并观察、记录	3

续表

模块	课程	学习单元	课程内容	培训建议	课堂学时
2. 基础照护	2-1 体征观测	(1) 协助测量老年人生命体征并观察、记录	7）测量及记录脉搏方法 8）协助老年人测量脉搏 ①工作准备 ②沟通测量目的 ③评估合作程度 ④实施测量，注意脉率、脉律及脉搏强弱 ⑤记录测量数 9）呼吸的概念 10）正常呼吸观察及生理变化 11）测量呼吸及记录的方法 12）协助老年人测量呼吸 ①工作准备 ②沟通测量目的 ③评估配合程度 ④实施测量，观察呼吸速率、节律及深浅度 ⑤记录测量数 13）血压的定义 14）正常血压观察及生理变化 15）测量血压及记录的方法 16）协助老年人测量血压 ①准备测量工具及体位 ②沟通测量目的 ③评估合作程度 ④实施测量血压，选择正确的测量姿势、部位，安静的环境和相对固定的时间 ⑤整理用物 ⑥记录测量数值	(1) 方法：讲授法、案例教学法、演示法、实训（练习）法等 (2) 重点与难点：协助测量老年人生命体征并观察、记录	3

续表

模块	课程	学习单元	课程内容	培训建议	课堂学时
2. 基础照护	2-1 体征观测	（2）协助测量老年人体重并记录	1）体重秤的使用方法 2）协助测量老年人体重 ①校正磅秤至零点 ②沟通测量目的 ③评估合作程度 ④实施测量体重，选择定期相同的时间及相似的条件 ⑤整理用物 ⑥记录体重	（1）方法：讲授法、案例教学法、演示法、实训（练习）法等 （2）重点与难点：协助测量老年人体重并记录	1
	2-2 护理协助	（1）使用热水袋为老年人保暖	1）热疗法的概念 2）热疗法的禁忌 3）使用热水袋为老年人保暖 ①沟通用热的目的 ②评估皮肤情况 ③准备物品 ④选择合适的水温，灌水，放置热水袋 ⑤整理用物 ⑥床边交接班	（1）方法：讲授法、案例教学法、演示法、实训（练习）法等 （2）重点与难点：使用热水袋为老年人保暖	1
		（2）为高热老年人物理降温	1）物理降温的概念 2）物理降温的禁忌 3）使用冰袋为高热老年人物理降温 ①沟通使用冰袋的目的 ②评估机体及用冷局部情况 ③准备用物 ④放置冰袋 ⑤整理用物 ⑥观察体温	（1）方法：讲授法、案例教学法、演示法、实训（练习）法等 （2）重点与难点：使用冰袋等为高热老年人物理降温	1

续表

模块	课程	学习单元	课程内容	培训建议	课堂学时
2. 基础照护	2-2 护理协助	（2）为高热老年人物理降温	4）使用温水擦浴为高热老年人物理降温 ①沟通使用温水擦浴的目的 ②评估皮肤情况 ③准备用物 ④实施温水擦浴 ⑤整理用物 ⑥观察体温	（1）方法：讲授法、案例教学法、演示法、实训（练习）法等 （2）重点与难点：使用冰袋等为高热老年人物理降温	1
		（3）冷热疗法的皮肤观察	1）冷热疗后观察皮肤的方法 2）观察老年人使用冷热疗法的皮肤异常变化，记录并及时报告 ①工作准备 ②沟通 ③观察皮肤异常变化 ④记录及报告	（1）方法：讲授法、案例教学法、演示法、实训（练习）法等 （2）重点与难点：观察老年人使用冷热疗法的皮肤异常变化，记录并及时报告	1
		（4）识别及照护Ⅰ度压疮的老年人	1）为老年人翻身观察皮肤的方法 2）Ⅰ度压疮的识别 3）Ⅰ度压疮的处理 4）压疮预防知识 5）为老年人翻身、观察皮肤变化、识别Ⅰ度压疮，并处理、报告 ①工作准备 ②沟通 ③协助翻身 ④观察皮肤变化并识别Ⅰ度压疮 ⑤处理、记录并报告 ⑥整理用物	（1）方法：讲授法、案例教学法、演示法、实训（练习）法等 （2）重点与难点：为老年人翻身、观察皮肤变化、识别Ⅰ度压疮，并处理、报告	2

续表

模块	课程	学习单元	课程内容	培训建议	课堂学时
2. 基础照护	2-2 护理协助	（5）翻身、叩背促进排痰的方法	1）叩背的目的及方法 2）为老年人翻身、叩背促进排痰 ①工作准备 ②沟通 ③协助翻身 ④叩背促进排痰 ⑤整理用物 ⑥记录排痰情况	（1）方法：讲授法、案例教学法、演示法、实训（练习）法等 （2）重点与难点：为老年人翻身、叩背促进排痰	2
	2-3 感染防控	（1）环境及物品清洁	1）感染防控的概念及重要性 2）环境及物品清洁的概念与重要性 3）环境及物品清洁的方法 ①工作准备 ②沟通 ③安置老年人 ④选择与配制清洁剂 ⑤清洁环境及物品 ⑥整理用物	（1）方法：讲授法、案例教学法、演示法、实训（练习）法等 （2）重点与难点：环境及物品清洁的方法	2
		（2）手部清洁	1）快速消毒剂消毒手的方法 2）七步洗手法 ①洗手顺序 ②洗手注意事项	（1）方法：讲授法、案例教学法、演示法、实训（练习）法等 （2）重点与难点：手部清洁	1
3. 康复服务	3-1 体位转换	（1）为老年人正确摆放体位	1）良肢位的概念 2）良肢位摆放的目的 3）为老年人摆放床上正确体位 ①告知 ②评估 ③工作准备 ④摆放体位 ⑤整理、记录	（1）方法：讲授法、案例教学法、演示法、实训（练习）法等 （2）重点与难点：为老年人摆放床上正确体位	1

续表

模块	课程	学习单元	课程内容	培训建议	课堂学时
3.康复服务	3-1 体位转换	（2）协助老年人转换体位	1）体位转换的概念 2）体位转换的目的 3）体位转换的原则 4）协助老年人床上翻身 ①告知 ②评估 ③工作准备 ④操作方法 ⑤整理、记录 5）协助老年人从仰卧位到床边坐起 ①告知 ②评估 ③工作准备 ④操作方法 ⑤整理、记录 6）协助老年人完成从坐到站、从站到坐的体位转换 ①告知 ②评估 ③工作准备 ④操作方法 ⑤整理、记录	（1）方法：讲授法、案例教学法、演示法、实训（练习）法等 （2）重点与难点：协助老年人转换体位	2
		（3）使用助行器协助老年人转移	1）助行器的概念与分类 2）手杖的使用方法 3）使用手杖协助老年人转移 4）步行器的使用方法 5）使用步行器协助老年人转移 6）轮椅的使用方法 7）使用轮椅协助老年人转移 8）协助老年人完成床至轮椅的转移	（1）方法：讲授法、案例教学法、演示法、实训（练习）法等 （2）重点与难点：使用助行器协助老年人转移、使用助行器的风险因素的管控	2

续表

模块	课程	学习单元	课程内容	培训建议	课堂学时
3. 康复服务	3-2 康乐活动	(1) 示范、指导老年人进行手工活动	1) 手工活动的概念 2) 手工活动的目的 3) 手工活动的分类 4) 示范、指导老年人进行手工活动 ①告知 ②评估 ③工作准备 ④示范、实施活动 ⑤整理、记录	(1) 方法：讲授法、案例教学法、演示法等 (2) 重点与难点：示范、指导老年人进行手工活动	2
		(2) 示范、指导老年人进行娱乐游戏活动	1) 娱乐游戏活动的作用 2) 娱乐游戏活动的分类 3) 示范、指导老年人进行娱乐游戏活动 ①告知 ②评估 ③工作准备 ④示范、实施活动 ⑤整理、记录	(1) 方法：讲授法、案例教学法、演示法等 (2) 重点与难点：示范、指导老年人进行娱乐游戏活动	2
课堂学时合计					49

2.2.3 四级／中级职业技能培训课程规范

模块	课程	学习单元	课程内容	培训建议	课堂学时
1. 生活照护	1-1 清洁照护	(1) 为老年人进行口腔清洁	1) 口腔清洁的概念 2) 口腔清洁的目的 3) 口腔清洁的适用范围及方法 4) 老年人常见的口腔健康问题	(1) 方法：讲授法、案例教学法、演示法、实训（练习）法等 (2) 重点与难点：为老年人进行口腔清洁的方法	1

续表

模块	课程	学习单元	课程内容	培训建议	课堂学时
1. 生活照护	1-1 清洁照护	(1) 为老年人进行口腔清洁	5）用棉棒为老年人清洁口腔 ①沟通 ②评估 ③准备 ④检查口腔情况 ⑤用棉棒擦拭口腔 ⑥擦润唇油 ⑦整理、记录 6）用棉球为老年人清洁口腔 ①沟通 ②评估 ③准备 ④检查口腔情况 ⑤用棉球擦拭口腔 ⑥擦润唇油 ⑦清点棉球 ⑧整理、记录	(1) 方法：讲授法、案例教学法、演示法、实训（练习）法等 (2) 重点与难点：为老年人进行口腔清洁的方法	1
		(2) 为特殊情况老年人进行身体清洁	1）有特殊情况的老年人身体清洁要点 2）为糖尿病足老年人洗脚 ①沟通 ②评估 ③准备 ④洗脚 ⑤擦润肤油 ⑥整理、记录 3）为骨折老年人进行身体清洁 ①沟通 ②评估 ③准备 ④协助进入浴室 ⑤淋浴前准备 ⑥淋浴 ⑦擦干更衣 ⑧整理、记录	(1) 方法：讲授法、案例教学法、演示法、实训（练习）法等 (2) 重点与难点：为糖尿病足老年人洗脚、为骨折老年人进行身体清洁	2

续表

模块	课程	学习单元	课程内容	培训建议	课堂学时
1. 生活照护	1-2 饮食照护	(1) 老年人特殊饮食处理方式	1) 老年人进食类型及主要原则 2) 老年人食品加工基本方法 3) 适宜老年人的菜肴制作要求与注意事项	(1) 方法：讲授法、案例教学法、演示法、实训（练习）法等 (2) 重点与难点：适宜老年人的菜肴制作要求与注意事项	1
		(2) 照护戴鼻饲管的老年人进食、进水	1) 鼻饲的概念及目的 2) 鼻饲液的种类、成分及特点 3) 老年人鼻饲适应证 4) 鼻饲用物 5) 胃管在胃内的判断方法 6) 通过胃管进餐的照护 ①沟通 ②评估 ③准备 ④摆放体位 ⑤检查胃管 ⑥鼻饲 ⑦整理、记录	(1) 方法：讲授法、案例教学法、演示法、实训（练习）法等 (2) 重点与难点：鼻饲的概念及通过胃管进餐的照护	2
	1-3 排泄照护	(1) 使用开塞露协助老年人排便	1) 老年人便秘概述 2) 老年人便秘的表现 3) 解除便秘的常用方法 4) 开塞露的用法及用量 5) 使用开塞露协助老年人排便的方法 ①沟通 ②评估 ③准备 ④摆放体位 ⑤肛注开塞露 ⑥整理、记录	(1) 方法：讲授法、案例教学法、演示法、实训（练习）法等 (2) 重点与难点：使用开塞露协助老年人排便的方法	1

续表

模块	课程	学习单元	课程内容	培训建议	课堂学时
1.生活照护	1-3 排泄照护	（2）为老年人人工取便	1）老年人排便不畅的常见原因 2）人工取便的定义及适用对象 3）人工取便的目的 4）人工取便的方法 ①沟通 ②评估 ③准备 ④摆放体位 ⑤取便 ⑥整理、记录	（1）方法：讲授法、案例教学法、演示法、实训（练习）法等 （2）重点与难点：人工取便	1
		（3）为肠造瘘老年人更换造瘘袋	1）肠造瘘概述 2）造瘘袋的种类 3）肠造瘘口的护理方法 4）为老年人更换两件式造瘘袋 ①沟通 ②评估 ③准备 ④更换造瘘袋 ⑤整理、记录	（1）方法：讲授法、案例教学法、演示法、实训（练习）法等 （2）重点与难点：为老年人更换两件式造瘘袋	2
		（4）留置尿管老年人尿液情况观察及报告	1）老年人正常尿液的量及性状 2）留置尿管老年人异常尿液观察内容 3）留置尿管老年人尿液观察要求 4）留置尿管老年人尿液异常的报告内容	（1）方法：讲授法、案例教学法、演示法、实训（练习）法等 （2）重点与难点：留置尿管老年人尿液观察及报告	1

续表

模块	课程	学习单元	课程内容	培训建议	课堂学时
1. 生活照护	1-3 排泄照护	（4）留置尿管老年人尿液情况观察及报告	5）留置尿管老年人尿液观察及报告 ①沟通 ②评估 ③准备 ④观察尿液情况 ⑤倾倒尿液 ⑥整理、记录	（1）方法：讲授法、案例教学法、演示法、实训（练习）法等 （2）重点与难点：留置尿管老年人尿液观察及报告	1
	1-4 睡眠照护	（1）评估老年人睡眠环境	1）老年人睡眠的特点 2）影响老年人睡眠的环境因素 3）识别影响老年人睡眠的环境因素并提出改善建议 ①沟通 ②评估 ③准备 ④评估居室环境 ⑤提出改进建议 ⑥整理、记录	（1）方法：讲授法、案例教学法、演示法、实训（练习）法等 （2）重点与难点：识别影响老年人睡眠的环境因素并提出改善建议	1
		（2）照护睡眠障碍老年人入睡	1）睡眠障碍概述 2）老年人常见的睡眠障碍的原因及表现 3）老年人睡眠障碍的照料方法 4）照护睡眠障碍老年人入睡 ①沟通 ②评估 ③准备 ④确定问题 ⑤决定采取的措施 ⑥照护睡眠 ⑦整理、记录	（1）方法：讲授法、案例教学法、演示法、实训（练习）法等 （2）重点与难点：照护睡眠障碍老年人入睡	2

续表

模块	课程	学习单元	课程内容	培训建议	课堂学时
1. 生活照护	1-4 睡眠照护	（3）指导老年人改变不良睡眠习惯	1）老年人常见不良睡眠习惯 2）改善影响老年人睡眠不良习惯的方法 3）指导老年人改变不良睡眠习惯 ①沟通 ②评估 ③准备 ④确定问题 ⑤帮助指导 ⑥实施改善不良睡眠习惯计划 ⑦整理、记录	（1）方法：讲授法、案例教学法、演示法、实训（练习）法等 （2）重点与难点：指导老年人改变不良睡眠习惯	1
	1-5 环境清洁	（1）环境和常用物品清洁、消毒方法	1）消毒剂消毒原理 2）常见消毒剂配制和使用方法 3）消毒剂擦拭消毒 ①沟通 ②评估 ③准备 ④尽量协助老年人暂离所需清洁、消毒的生活环境 ⑤消毒 ⑥整理、记录 4）紫外线消毒灯消毒 ①沟通 ②评估 ③准备 ④尽量协助老年人暂离所需清洁、消毒的生活环境 ⑤使用紫外线消毒灯 ⑥整理、记录	（1）方法：讲授法、演示法、实训（练习）法等 （2）重点与难点：使用紫外线消毒灯消毒	1

续表

模块	课程	学习单元	课程内容	培训建议	课堂学时
1. 生活照护	1-5 环境清洁	(2) 床旁消毒的基本方法和操作要点	1) 床旁消毒隔离和基本方法 2) 空气消毒和操作方法	(1) 方法：讲授法、演示法、实训（练习）法等 (2) 重点与难点：使用空气消毒机进行床旁消毒	1
		(3) 垃圾分类处理方法	1) 垃圾分类方法 2) 垃圾处理 ①准备收集工具 ②分类收集垃圾 ③处理垃圾方法 ④注意事项	(1) 方法：讲授法 (2) 重点与难点：垃圾处理方法	1
2. 基础照护	2-1 体征观测	(1) 老年人生命体征的测量与记录	1) 发热类型划分 2) 对高热老年人的观察要点 3) 异常脉搏、血压、呼吸观察及记录 4) 脉搏短绌的特点、测量方法及记录 5) 异常呼吸的特点及种类	(1) 方法：讲授法、案例教学法、演示法、实训（练习）法等 (2) 重点与难点：为老年人测量生命体征并观察、记录	1
		(2) 老年人体重的测量与记录	1) 测量体重的重要性、影响老年人体重变化的因素 2) 为老年人测量体重并记录	(1) 方法：讲授法、案例教学法、演示法、实训（练习）法等 (2) 重点与难点：为老年人测量体重并记录	1
		(3) 老年人血糖的测量与记录	1) 血糖的概述 2) 老年人血糖的特点 3) 血糖测量的意义	(1) 方法：讲授法、案例教学法、演示法、实训（练习）法等 (2) 重点与难点：为老年人测量血糖并记录	1

续表

模块	课程	学习单元	课程内容	培训建议	课堂学时
2. 基础照护	2-1 体征观测	（3）老年人血糖的测量与记录	4）为老年人测量血糖并记录 ①沟通测量目的 ②评估合作程度 ③准备测量血糖的仪器 ④选择正确的时间及方法实施血糖测量 ⑤整理用物 ⑥记录测量数值及异常报告	（1）方法：讲授法、案例教学法、演示法、实训（练习）法等 （2）重点与难点：为老年人测量血糖并记录	1
	2-2 用药照护	（1）协助老年人口服用药	1）口服药的定义及剂型 2）口服用药后的不良反应 3）协助老年人口服药，观察老年人用药后的反应并及时报告 ①准备药物、用物 ②沟通核对 ③协助服药 ④整理用物 ⑤观察记录 ⑥异常报告 ⑦注意事项	（1）方法：讲授法、案例教学法、演示法、实训（练习）法等 （2）重点与难点：协助老年人口服用药的方法，观察老年人用药后的反应并及时报告	1
		（2）老年人使用胰岛素后的血糖观察	1）糖尿病的概念及特点 2）观察老年人使用胰岛素后的血糖异常变化 ①工作准备 ②观察沟通 ③监测核实 ④异常报告 ⑤记录 ⑥注意事项	（1）方法：讲授法、案例教学法、演示法、实训（练习）法等 （2）重点与难点：观察老年人使用胰岛素后的血糖异常变化	1

续表

模块	课程	学习单元	课程内容	培训建议	课堂学时
2.基础照护	2-3 风险应对	（1）老年人风险识别及预防措施	1）跌倒的风险识别及预防措施 2）压疮的风险识别及预防措施 3）走失的风险识别及预防措施 4）噎食的风险识别及预防措施 5）误吸和窒息的风险识别及预防措施 6）烫伤的风险识别及预防措施 7）冻伤的风险识别及预防措施 8）中毒的风险识别及预防措施 9）中暑的风险识别及预防措施	（1）方法：讲授法、案例教学法、演示法、实训（练习）法等 （2）重点与难点：识别老年人跌倒、压疮、走失、噎食、误吸、烫伤、冻伤、中毒、中暑风险，及时报告并提供风险预防的措施	2
		（2）老年人跌倒的应对	1）跌倒的表现 2）急性创伤的表现 3）肌肉骨骼关节损伤的表现 4）发现老年人跌倒、急性创伤、肌肉骨骼关节损伤等，并及时报告 ①工作准备 ②观察沟通 ③记录、报告 ④注意事项	（1）方法：讲授法、案例教学法、演示法、实训（练习）法等 （2）重点与难点：发现老年人跌倒、急性创伤、肌肉骨骼关节损伤等并及时报告	2

续表

模块	课程	学习单元	课程内容	培训建议	课堂学时
2. 基础照护	2-4 护理协助	(1) 留置胃管和留置尿管的观察	1) 留置胃管的异常情况观察 2) 观察和识别老年人留置胃管异常的情况，及时记录和报告 ①准备工作 ②沟通观察 ③检查胃管 ④异常报告 ⑤整理用物 ⑥记录 ⑦注意事项 3) 留置尿管异常情况观察 4) 观察和识别留置尿管异常情况，及时记录和报告 ①准备工作 ②沟通观察 ③检查尿管 ④异常报告 ⑤整理用物 ⑥记录 ⑦注意事项	(1) 方法：讲授法、案例教学法、演示法、实训（练习）法等 (2) 重点与难点：观察和识别胃管、尿管的异常情况，及时记录和报告	1
		(2) 气管切开和造瘘口的观察	1) 气管切开异常情况表现 2) 观察和识别气管切开异常情况，及时记录和报告 ①工作准备 ②沟通观察 ③检查套管固定及伤口情况 ④吸痰 ⑤更换敷料 ⑥整理用物 ⑦记录、报告 ⑧注意事项 3) 造瘘口的异常情况观察	(1) 方法：讲授法、案例教学法、演示法、实训（练习）法等 (2) 重点与难点：观察和识别气管切开、造瘘口的异常情况，及时记录和报告	1

续表

模块	课程	学习单元	课程内容	培训建议	课堂学时
2.基础照护	2-4 护理协助	(2)气管切开和造瘘口的观察	4)观察和识别造瘘口异常情况，及时记录和报告 ①工作准备 ②沟通观察 ③检查造瘘口 ④整理用物 ⑤记录、报告 ⑥注意事项	(1)方法：讲授法、案例教学法、演示法、实训（练习）法等 (2)重点与难点：观察和识别气管切开、造瘘口的异常情况，及时记录和报告	1
		(3)二便标本留取的方法	1)大小便标本采集的目的	(1)方法：讲授法、案例教学法、演示法、实训（练习）法等 (2)重点与难点：为老年人留取尿标本、为老年人留取便标本	1
			2)标本采集的原则		
			3)为老年人留取尿标本 ①准备标本容器 ②沟通留取标本目的 ③采集尿标本 ④送检标本 ⑤整理、记录 ⑥注意事项		
			4)为老年人留取便标本 ①准备标本容器 ②沟通留取标本目的 ③采集便标本 ④送检标本 ⑤整理、记录 ⑥注意事项		
		(4)陪同就医	1)陪同就医的重要性	(1)方法：讲授法、案例教学法、演示法、实训（练习）法等 (2)重点与难点：陪同就医的基本内容和流程	1
			2)陪同就医的基本内容和流程		
			3)陪同老年人就医流程 ①就医准备 ②沟通就医时间及交通工具 ③实施陪同诊疗 ④整理出行物品、药物保存方法 ⑤注意事项		

续表

模块	课程	学习单元	课程内容	培训建议	课堂学时
2. 基础照护	2-4 护理协助	（5）协助照护Ⅱ度压疮老年人	1）Ⅱ度压疮的临床表现 2）Ⅱ度压疮的护理 3）减压装置的选择 4）协助对Ⅱ度压疮老年人进行照护 ①工作准备 ②沟通照护的方法 ③摆放体位、评估压疮变化 ④查看皮肤变化并采取预防感染措施 ⑤整理用物 ⑥处理、记录并报告 ⑦注意事项	（1）方法：讲授法、案例教学法、演示法、实训（练习）法等 （2）重点与难点：协助对Ⅱ度压疮老年人进行照护	1
	2-5 感染防控	老年人常见传染病的预防和床旁隔离	1）流感概述 2）新型冠状病毒肺炎 3）预防老年人常见传染病 ①发现可疑传染病及时报告 ②实施隔离措施，切断传染途径 ③加强锻炼 ④实施良好生活习惯 ⑤注意事项 4）床旁隔离的概念 5）床旁隔离要求 6）对接触感染的老年人进行床旁消毒隔离 ①沟通隔离目的 ②评估传染风险 ③实施床旁隔离措施 ④注意事项	（1）方法：讲授法、案例教学法、演示法、实训（练习）法等 （2）重点与难点：预防老年人常见传染病、对接触感染的老年人进行床旁消毒隔离	2

续表

模块	课程	学习单元	课程内容	培训建议	课堂学时
2．基础照护	2-6 失智照护	(1) 失智老年人常见异常行为的识别	1) 记忆力减退 2) 定向力障碍 3) 语言障碍 4) 计算能力下降 5) 理解力和判断力下降 6) 行为与人格障碍 7) 行动障碍 8) 失智老年人异常行为的应对方法	(1) 方法：讲授法、案例教学法、演示法、实训（练习）法等 (2) 重点与难点：失智老年人常见异常行为的应对方法	2
		(2) 为失智老年人提供安全的环境	1) 行走路线无障碍物 2) 出入口设计隐蔽 3) 危险物品避开放置 4) 做好门窗、阳台的安全措施 5) 地面防滑处理及阳角软包 6) 识别定向力障碍老年人的异常行为并采取应对措施 ①工作准备 ②沟通引导 ③评估行为 ④实施认知训练 ⑤整理用物 ⑥记录训练主题 ⑦注意事项	(1) 方法：讲授法、案例教学法、演示法、实训（练习）法等 (2) 重点与难点：安全环境要求	1
	2-7 安宁服务	(1) 临终老年人的照护	1) 安宁照护的概述 2) 安慰临终老年人的常用方法 3) 对临终老年人提供沟通和陪伴 ①工作准备 ②与老年人及家属沟通 ③评估权益要求与遗愿 ④实施陪伴安抚 ⑤注意事项	(1) 方法：讲授法、案例教学法、演示法、实训（练习）法等 (2) 重点与难点：对临终老年人提供沟通和陪伴	1

续表

模块	课程	学习单元	课程内容	培训建议	课堂学时
2.基础照护	2-7 安宁服务	(2) 善终照护	1) 遗体照料 2) 整理遗物 3) 遗体清洁、遗物整理 ①工作准备 ②与家属沟通 ③实施遗体料理 ④整理遗物并记录 ⑤注意事项	(1) 方法：讲授法、案例教学法、演示法、实训（练习）法等 (2) 重点与难点：遗体清洁、遗物整理	1
		(3) 终末消毒	1) 终末消毒的概念 2) 终末消毒的方法 ①工作准备 ②整理用物 ③消毒 ④更换被褥 ⑤注意事项	(1) 方法：讲授法、案例教学法、演示法、实训（练习）法等 (2) 重点与难点：终末消毒	1
3.康复服务	3-1 康乐活动	(1) 文娱性康乐活动的开展	1) 老年人文娱性康乐活动的概述 2) 老年人参与文娱性康乐活动的作用 3) 老年人文娱性康乐活动的开展流程 4) 引导老年人参与文娱性康乐活动的流程 ①告知 ②评估 ③工作准备 ④讲解、实施活动 ⑤记录、评估 ⑥注意事项	(1) 方法：讲授法、案例教学法、演示法、实训（练习）法等 (2) 重点与难点：引导老年人参与文娱性康乐活动	1

续表

模块	课程	学习单元	课程内容	培训建议	课堂学时
3. 康复服务	3-1 康乐活动	(2) 指导老年人使用简易健身器材进行活动	1) 健身器材的概述 2) 健身器材的种类 3) 健身器材的使用原则 4) 指导老年人使用简易健身器材进行活动的流程 ①告知 ②评估 ③工作准备 ④准备、热身 ⑤示范、辅助 ⑥反馈、记录 ⑦注意事项	(1) 方法：讲授法、案例教学法、演示法、实训（练习）法等 (2) 重点与难点：指导老年人使用简易健身器材进行活动	1
		(3) 应用音乐、园艺、益智类游戏等活动照护失智老年人	1) 失智症的康复疗法和非药物疗法的作用 2) 音乐疗法 3) 园艺疗法 4) 益智类游戏 5) 引导失智老年人参与音乐活动 ①告知 ②评估并制订计划 ③工作准备 ④实施音乐活动 ⑤整理、记录 ⑥注意事项 6) 引导失智老年人参与园艺活动 ①告知 ②评估并制订计划 ③工作准备 ④实施园艺活动 ⑤整理、记录 ⑥注意事项	(1) 方法：讲授法、案例教学法、演示法、实训（练习）法等 (2) 重点与难点：应用音乐、园艺、益智类游戏等活动照护失智老年人	1

续表

模块	课程	学习单元	课程内容	培训建议	课堂学时
3. 康复服务	3-1 康乐活动	（3）应用音乐、园艺、益智类游戏等活动照护失智老年人	7）引导失智老年人参与益智类游戏 ①告知 ②评估并制订计划 ③工作准备 ④开展益智游戏 ⑤整理、记录 ⑥注意事项	（1）方法：讲授法、案例教学法、演示法、实训（练习）法等 （2）重点与难点：应用音乐、园艺、益智类游戏等活动照护失智老年人	1
	3-2 功能促进	（1）日常生活活动训练的基本知识和方法	1）日常生活活动的分类 2）日常生活活动训练的目的 3）日常生活活动训练的内容 4）指导偏瘫老年人进行家务活动训练 ①告知 ②评估并制订活动计划 ③工作准备 ④操作方法 ⑤整理、记录 ⑥注意事项 5）指导老年人进行社会活动训练 ①告知 ②评估并制订活动计划 ③工作准备 ④操作方法 ⑤整理、记录 ⑥注意事项	（1）方法：讲授法、案例教学法、演示法、实训（练习）法等 （2）重点与难点：日常生活活动训练的基本知识和方法	1
		（2）协助压力性尿失禁老年人进行功能训练	1）压力性尿失禁的定义 2）老年人压力性尿失禁的主要原因 3）压力性尿失禁的主要临床表现 4）协助压力性尿失禁老年人进行功能训练的流程 ①告知 ②评估 ③工作准备 ④操作方法 ⑤注意事项	（1）方法：讲授法、案例教学法、演示法、实训（练习）法等 （2）重点与难点：协助压力性尿失禁老年人进行功能训练	1

续表

模块	课程	学习单元	课程内容	培训建议	课堂学时
3.康复服务	3-2 功能促进	(3) 指导老年人使用简易康复器材进行活动	1) 康复器材的概述 2) 简易康复器材的作用 3) 常用简易康复器材及使用方法 4) 指导老年人使用简易康复器材进行活动的流程 ①告知 ②评估 ③工作准备 ④示范、辅助 ⑤反馈、记录 ⑥注意事项	(1) 方法：讲授法、案例教学法、演示法、实训（练习）法等 (2) 重点与难点：指导老年人使用简易康复器材进行活动	1
		(4) 老年人坐位或站立位的平衡训练	1) 平衡的概念 2) 平衡的分类 3) 平衡训练的原则 4) 指导偏瘫老年人进行坐位的平衡功能训练 ①告知 ②评估并制订计划 ③工作准备 ④坐位平衡训练 ⑤整理、记录 ⑥注意事项 5) 指导偏瘫老年人进行站立位的平衡训练 ①告知 ②评估并制订计划 ③工作准备 ④站立位平衡训练 ⑤整理、记录 ⑥注意事项	(1) 方法：讲授法、案例教学法、演示法、实训（练习）法等 (2) 重点与难点：指导偏瘫老年人进行坐位或站立位平衡训练	1

续表

模块	课程	学习单元	课程内容	培训建议	课堂学时
3. 康复服务	3-2 功能促进	(5) 日常生活类辅助器具及使用	1) 日常生活类辅助器具的概念 2) 老年人日常生活类辅助器具的种类及功能 3) 选择日常生活类辅助器具的原则 4) 指导老年人使用日常生活类辅助器具 ①告知 ②评估并制订计划 ③工作准备 ④指导训练 ⑤整理、记录 ⑥注意事项	(1) 方法：讲授法、案例教学法、演示法、实训（练习）法等 (2) 重点与难点：指导老年人使用日常生活类辅助器具	1
		(6) 助行器、轮椅的选择	1) 助行器的选择 2) 轮椅的选择	(1) 方法：讲授法、案例教学法、演示法、实训（练习）法等 (2) 重点与难点：助行器、轮椅等辅助器具的选择	1
4. 心理支持	4-1 沟通交流	(1) 与老年人和家属沟通	1) 沟通交流的类型及方法 2) 沟通交流的程序 3) 沟通交流的注意事项 4) 老年人入住机构时的沟通 ①入住登记 ②告知体检 ③入住评估 ④通知入住 ⑤办理入住 ⑥注意事项 5) 组织老年人参与日常活动时的沟通 ①活动邀请 ②活动过程中的沟通 ③活动结束时的沟通 ④注意事项	(1) 方法：讲授法、案例教学法、演示法等 (2) 重点与难点：与老年人和家属沟通	1

续表

模块	课程	学习单元	课程内容	培训建议	课堂学时
4. 心理支持	4-1 沟通交流	(1) 与老年人和家属沟通	6) 与老年人家属沟通交流的类型 7) 与老年人家属的沟通交流 ①资料准备 ②自我介绍 ③说明来意 ④充分交流 ⑤结束谈话 ⑥注意事项	(1) 方法：讲授法、案例教学法、演示法、角色扮演法等 (2) 重点与难点：与老年人家属的沟通	1
		(2) 与团队成员的沟通	1) 与上级的沟通交流 2) 与平级的沟通交流 3) 与团队成员的沟通交流 ①沟通准备 ②预约沟通 ③充分交流 ④结束谈话 ⑤注意事项	(1) 方法：讲授法、案例教学法、演示法、角色扮演法等 (2) 重点与难点：与团队成员的沟通	1
	4-2 精神慰藉	(1) 观察老年人的情绪和行为变化	1) 老年人情绪变化特点 2) 老年人常见消极情绪 3) 老年人行为变化特点 4) 老年人常见消极行为 5) 临终老年人的情绪和心理状态 6) 观察老年人情绪和行为的变化及方法 ①制订工作计划 ②选择观察指标 ③征求当事人或家属确认 ④制作或准备观察工具 ⑤进入观察现场，能运用观察方法收集资料 ⑥整理资料，评估结果 ⑦注意事项	(1) 方法：讲授法、案例教学法、演示法等 (2) 重点与难点：观察老年人的情绪和行为变化，观察临终老年人的情绪和心理状态	1

续表

模块	课程	学习单元	课程内容	培训建议	课堂学时
4．心理支持	4-2 精神慰藉	（2）识别老年人情绪和行为变化的原因和方法	1）老年人情绪变化的原因 2）老年人行为变化的原因 3）运用同理心对老年人进行精神慰藉 ①资料收集 ②和老年人建立信任关系，预约访谈 ③实施访谈 ④确定识别方法 ⑤指导老年人识别不合理信念 ⑥记录、整理、评估访谈结果	（1）方法：讲授法、案例教学法、演示法等 （2）重点与难点：识别老年人情绪和行为变化的原因及方法	2
课堂学时合计					54

2.2.4　三级／高级职业技能培训课程规范

模块	课程	学习单元	课程内容	培训建议	课堂学时
1．基础照护	1-1 用药照护	（1）给老年人喂口服药	1）口服用药后的观察 2）老年人的生理特点及用药原则 3）喂老年人口服药 ①准备药物、用物 ②沟通服药目的及方法 ③评估合作程度 ④喂口服药 ⑤整理用物 ⑥观察不良反应并记录 ⑦注意事项	（1）方法：讲授法、案例教学法、演示法等 （2）重点与难点：喂老年人口服药	1

续表

模块	课程	学习单元	课程内容	培训建议	课堂学时
1. 基础照护	1-1 用药照护	（2）为老年人使用滴眼、耳、鼻外用药	1）滴眼剂的使用方法 2）眼膏的使用方法 3）滴鼻剂的使用方法 4）滴耳剂的使用方法 5）为老年人使用滴眼、耳、鼻等外用药 ①准备药物、用物 ②沟通用药目的及方法 ③评估合作程度 ④使用滴眼剂、眼膏、滴耳剂、滴鼻剂 ⑤整理用物 ⑥观察老年人用药后的不良反应并记录 ⑦注意事项	（1）方法：讲授法、案例教学法、演示法等 （2）重点与难点：为老年人使用滴眼、耳、鼻等外用药	1
	1-2 风险应对	（1）老年人风险的预防措施、风险评估与应对处理	1）跌倒的预防措施、风险评估与应对处理 2）压疮的预防措施、风险评估与应对处理 3）走失的预防措施、风险评估与应对处理 4）噎食的预防措施、风险评估与应对处理 5）误吸的预防措施、风险评估与应对处理 6）烫伤的预防措施、风险评估与应对处理 7）冻伤的预防措施、风险评估与应对处理 8）中毒的预防措施、风险评估与应对处理 9）中暑的预防措施、风险评估与应对处理	（1）方法：讲授法、案例教学法等 （2）重点与难点：评估老年人风险并制订预防措施	2

续表

模块	课程	学习单元	课程内容	培训建议	课堂学时
1. 基础照护	1-2 风险应对	（2）急性创伤、肌肉骨骼关节损伤等的初步应急处置方法	1）急性创伤的评估和应急处置方法 2）肌肉骨骼关节损伤的评估和应急处置方法 3）老年人急性创伤、肌肉骨骼关节损伤等的发现和初步应急处置流程 ①立即报告，了解受伤原因 ②评估伤情 ③准备初步处理的用物 ④急性创伤、肌肉骨骼关节损伤应急处置 ⑤观察记录 ⑥注意事项	（1）方法：讲授法、案例教学法、演示法等 （2）重点与难点：老年人急性创伤、肌肉骨骼关节损伤的初步应急处置方法	2
		（3）配合急救转运	1）转运车概述 ①转运车的类型 ②转运车的选择 2）使用转运车转运老年人的方法 3）使用的注意事项 4）搬运骨折老年人的方法及注意事项 5）配合医务人员对急救老年人进行安全转运的流程 ①与医务人员沟通及告知家属 ②评估伤情，选择转运工具 ③准备初步处理的物品及转运工具 ④配合包扎固定、摆放体位及转运 ⑤观察记录 ⑥注意事项	（1）方法：讲授法、案例教学法、演示法等 （2）重点与难点：配合医务人员对急救老年人进行安全转运	1

续表

模块	课程	学习单元	课程内容	培训建议	课堂学时
1. 基础照护	1-3 护理协助	（1）协助照护Ⅲ度压疮老年人	1）Ⅲ度压疮的临床表现 2）Ⅲ度压疮老年人的照护方法 3）协助进行Ⅲ度压疮老年人照护 ①准备换药包、药液 ②告知创面处理的方法 ③评估局部与全身皮肤变化 ④清洁创面、除腐生新 ⑤整理用物 ⑥记录、报告 ⑦注意事项	（1）方法：讲授法、案例教学法、演示法等 （2）重点与难点：能协助进行Ⅲ度压疮老年人照护	2
		（2）雾化吸入、口腔吸痰、吸氧	1）雾化吸入概述 2）口腔吸痰概述 3）吸氧的概述 4）为老年人提供超声雾化吸入 5）为老年人提供口腔吸痰操作 6）为老年人提供吸氧操作	（1）方法：讲授法、案例教学法、演示法等 （2）重点与难点：为老年人提供超声雾化吸入	2
	1-4 失智照护	（1）识别失智老年人特殊异常行为及应对措施	1）失智老年人特殊异常行为的主要表现 2）失智老年人特殊异常行为的应对措施 3）识别失智老年人特殊异常行为并采取应对措施的流程 ①准备工作 ②观察异常行为表现 ③沟通倾听 ④引导劝阻 ⑤整理、记录 ⑥注意事项	（1）方法：讲授法、案例教学法、演示法等 （2）重点与难点：识别失智老年人特殊异常行为并采取应对措施	2

续表

模块	课程	学习单元	课程内容	培训建议	课堂学时
1. 基础照护	1-4 失智照护	（2）识别失智老年人的环境风险及应对	1）失智老年人常见环境的风险 2）识别失智老年人常见环境风险并采取应对措施 ①准备工作 ②与家属沟通 ③评估居住环境 ④提供安全的居住环境及环境风险应对措施 ⑤整理、记录 ⑥注意事项	（1）方法：讲授法、案例教学法、演示法等 （2）重点与难点：识别失智老年人环境风险并采取应对措施	2
	1-5 安宁服务	（1）提供哀伤应对辅导服务	1）满足家属照顾老年人的需要 2）鼓励家属表达情感 3）指导家属对老年人的生活照料 4）营造温馨的家庭生活氛围 5）按照家属合理需求开展服务 6）协助对临终老年人家属提供心理慰藉及哀伤应对辅导服务 ①准备工作 ②与家属沟通 ③评估家属情绪及心理状态 ④伤痛的情绪处理 ⑤注意事项	（1）方法：讲授法、案例教学法、演示法等 （2）重点与难点：协助对临终老年人家属提供心理慰藉及哀伤应对辅导服务	1
		（2）提供老年人家属处理后事指导服务	1）安宁服务的概念和特点 2）协助老年人家属处理后事 ①准备工作 ②沟通安慰家属 ③评估老年人民族习惯、宗教信仰 ④实施针对性善终照护 ⑤注意事项	（1）方法：讲授法、案例教学法、演示法等 （2）重点与难点：协助老年人家属处理后事	2

续表

模块	课程	学习单元	课程内容	培训建议	课堂学时
2. 康复服务	2-1 功能促进	（1）组织和指导老年人开展健身康复体操活动	1）健身康复体操的作用 2）常见的老年人健身体操 3）组织和指导老年人开展健身康复体操活动的流程 ①工作准备 ②评估 ③沟通 ④示范 ⑤活动后放松 ⑥注意事项	（1）方法：讲授法、案例教学法、演示法等 （2）重点与难点：组织和指导老年人开展健身康复体操活动	1
		（2）指导或协助老年人进行平地行走、上下楼梯训练	1）行走训练的概念 2）步行训练方法 3）指导或协助老年人完成平地行走训练 ①工作准备 ②沟通 ③评估 ④平地行走训练 ⑤注意事项 4）指导或协助老年人完成上下楼梯训练 ①工作准备 ②沟通 ③评估 ④上下楼梯训练 ⑤注意事项	（1）方法：讲授法、案例教学法、演示法等 （2）重点与难点：指导或协助老年人完成平地行走训练	1
		（3）指导或协助老年人使用安全防护性辅助器具	1）使用安全防护性辅助器具的作用 2）安全防护性辅助器具分类 3）常用安全防护性辅助器具的使用方法	（1）方法：讲授法、案例教学法、演示法、实物示教法等 （2）重点与难点：指导或协助老年人使用安全防护性辅助器具	2

续表

模块	课程	学习单元	课程内容	培训建议	课堂学时
2. 康复服务	2-1 功能促进	（3）指导或协助老年人使用安全防护性辅助器具	4）指导或协助老年人使用移动辅助器具 ①沟通 ②评估 ③转移 ④检查 ⑤设备保养 ⑥注意事项 5）指导或协助老年人使用洗浴辅助器具 ①设备评估 ②老年人评估 ③环境评估 ④沟通 ⑤洗浴 ⑥整理用物 ⑦注意事项	（1）方法：讲授法、案例教学法、演示法、实物示教法等 （2）重点与难点：指导或协助老年人使用安全防护性辅助器具	2
	2-2 认知训练	（1）轻度、中度认知功能障碍老年人记忆力训练指导	1）认知障碍与痴呆 2）认知障碍的评估 3）认知障碍训练意义 4）记忆力训练内容 5）记忆力训练方法 6）为老年人进行记忆训练 ①训练前的准备 ②制订康复训练计划 ③对记忆力训练效果进行评价 ④记录	（1）方法：讲授法、案例教学法、训练指导等 （2）重点与难点：为老年人进行记忆力训练	2
		（2）轻度、中度认知功能障碍老年人定向力训练指导	1）定向力障碍的概念 2）定向力训练的方法 3）为老年人进行定向力训练 ①训练前的准备 ②制订康复训练计划 ③对定向力训练效果进行评价 ④记录 ⑤注意事项	（1）方法：讲授法、案例教学法、演示法等 （2）重点与难点：为老年人进行定向力训练	2

续表

模块	课程	学习单元	课程内容	培训建议	课堂学时
3．心理支持	3-1 沟通交流	（1）与功能受损老年人沟通	1）功能受损老年人的心理特点	（1）方法：讲授法、案例教学法、角色扮演法等 （2）重点与难点：与失明、失语、失聪等功能受损老年人进行沟通	2
			2）关注老年人心理状况		
			3）介绍自己和交谈事项		
			4）尊重个性化，避免歧义和误解		
			5）注重时机		
			6）使用目光、神情与着装等非言语沟通方法		
			7）以积极、乐观、同理的态度进行沟通		
			8）注意沟通效果		
			9）与失明老年人沟通 ①准备沟通 ②沟通实施 ③结束沟通		
			10）与失语老年人沟通 ①准备沟通 ②沟通实施 ③结束沟通		
			11）与失聪老年人沟通 ①准备沟通 ②沟通实施 ③结束沟通		
		（2）化解冲突的沟通方式	1）冲突的基本概念	（1）方法：讲授法、案例教学法、角色扮演法等 （2）重点与难点：化解冲突的沟通方式	1
			2）冲突产生的原因和过程		
			3）化解冲突的沟通方式 ①准备工作 ②沟通实施 ③跟踪反馈 ④填写记录表 ⑤注意事项		

续表

模块	课程	学习单元	课程内容	培训建议	课堂学时
3.心理支持	3-2 心理辅导	（1）应对岗位工作压力	1）识别养老护理员与老年人压力来源 2）评估岗位工作压力 3）岗位工作压力应对 ①准备工作 ②评估压力 ③应对压力 ④注意事项	（1）方法：讲授法、案例教学法、演示法等 （2）重点与难点：岗位工作压力应对	1
		（2）指导老年人自我解压	1）生活压力的来源 2）指导老年人自我解压 ①准备工作 ②评估老年人生活压力 ③应对压力 ④注意事项	（1）方法：讲授法、案例教学法等 （2）重点与难点：指导老年人自我解压	1
		（3）识别老年人异常心理活动	1）老年人常见的异常心理 2）运用量表评估老年抑郁和老年焦虑障碍 3）养老机构异常心理干预报告流程 ①发现事件 ②评估事件 ③报告处理 ④注意事项	（1）方法：讲授法、案例教学法等 （2）重点与难点：养老机构异常心理干预报告流程	1
		（4）老年人心理、情绪变化的应对方法	1）有效陪伴方法的实施 2）抚触方法的实施 3）恰当的康乐活动（如坐姿柔性体操）方法的实施 4）放松训练法的实施 5）人生回顾法的实施	（1）方法：讲授法、案例教学法等 （2）重点与难点：老年人心理、情绪变化的应对方法	2

续表

模块	课程	学习单元	课程内容	培训建议	课堂学时
4. 培训指导	4-1 理论培训	（1）对老年人和家属进行照护知识培训	1）老年人自我照护的常见知识 2）照护老年人常用知识 3）老年人和家属等非专业照护者基本培训方法 4）对老年人和家属等非专业照护者教学的组织与实施 ①前期工作准备 ②分析老年人和非专业照护者的培训需求 ③实施培训计划 ④小结实施效果 ⑤注意事项	（1）方法：讲授法、案例教学法等 （2）重点与难点：教学的组织与实施	1
		（2）对四级/中级及以下级别人员进行照护知识培训	1）理论知识培训概述 2）常见教学法及其应用 3）理论知识培训教学的组织与实施 4）四级/中级、五级/初级人员的常用照护知识 5）基本培训方法 6）照护知识培训的组织与实施 ①前期工作准备 ②研读培训计划 ③分析不同级别养老护理员的培训需求 ④完善培训计划 ⑤实施培训计划 ⑥小结实施效果 ⑦注意事项		

续表

模块	课程	学习单元	课程内容	培训建议	课堂学时
4. 培训指导	4-2 技术指导	（1）老年人自我照护技能指导	1）老年人自我照护的目的和意义 2）老年人自我照护基本技能 3）老年人自我照护技能指导方法 4）老年人自我照护技能指导的组织与实施	（1）方法：讲授法、演示法、实训法等 （2）重点与难点：技能指导的组织与实施	2
		（2）家属等非专业人员照护技能指导	1）对家属等非专业照护人员进行照护指导的目的和意义 2）家属等非专业照护人员进行照护的常用技能 3）家属等非专业人员照护技能指导方法 4）家属等非专业人员照护技能指导的组织与实施	（1）方法：讲授法、演示法、实训法等 （2）重点与难点：家属等非专业人员照护技能指导的组织与实施	1
		（3）对四级/中级及以下级别人员进行照护技能指导	1）四级/中级、五级/初级人员常用照护技能 2）对四级/中级、五级/初级人员组织技能指导的方法 3）对四级/中级、五级/初级人员照护技能予以指导的组织与实施 ①技能指导准备 ②确定指导内容 ③选择指导方式 ④确定考核方式 ⑤实施实践指导 ⑥注意事项	（1）方法：讲授法、案例教学法等 （2）重点与难点：技能指导的组织与实施	2
课堂学时合计					40

2.2.5 二级/技师职业技能培训课程规范

模块	课程	学习单元	课程内容	培训建议	培训学时
1. 康复服务	1-1 功能促进	(1) 认知功能障碍老年人的日常生活活动能力训练	1) 认知功能障碍及日常生活活动训练的概念 2) 组织认知功能障碍老年人进行认知功能训练 3) 组织认知功能障碍老年人进行日常生活活动能力（ADL）训练	(1) 方法：讲授法、案例教学法、演示法等 (2) 重点与难点：组织认知功能障碍老年人进行认知功能训练	1
		(2) 轻度、中度言语功能障碍老年人的言语功能训练	1) 言语的概念及生成 2) 言语障碍的类型及训练方法 3) 老年人构音器官运动训练 ①告知 ②评估 ③工作准备 ④操作方法 ⑤整理、记录 4) 老年人言语训练 ①告知 ②评估 ③工作准备 ④操作方法 ⑤整理、记录	(1) 方法：讲授法、案例教学法、演示法等 (2) 重点与难点：老年人言语训练	1
	1-2 康复评估	(1) 评估老年人日常生活活动能力康复效果	1) 日常生活活动能力康复效果评估概述 2) 老年人日常生活活动能力康复效果评估方法	(1) 方法：讲授法、案例教学法、演示法等 (2) 重点与难点：老年人日常生活活动能力康复效果评估方法	1
		(2) 评估老年人运动功能康复效果	1) 运动功能康复效果评估概述 2) 老年人关节活动度评估方法 3) 老年人肌力评估方法 4) 老年人平衡协调功能评估方法	(1) 方法：讲授法、案例教学法、演示法等 (2) 重点与难点：评估老年人运动功能康复效果	1

续表

模块	课程	学习单元	课程内容	培训建议	培训学时
1. 康复服务	1-2 康复评估	(3) 评估老年人认知功能康复效果	1) 认知功能康复效果评估概述 2) 老年人认知功能康复效果评估方法	(1) 方法：讲授法、案例教学法、演示法等 (2) 重点与难点：评估老年人认知功能康复效果	1
2. 照护评估	2-1 老年人能力评估	(1) 老年人能力评估和划分照护等级	1) 老年人能力评估标准、意义 2) 老年人能力评估指标内容 3) 老年人能力评估工具和评估方法 4) 老年人能力评估计划实施方法、步骤和注意事项 5) 根据老年人能力评估结果划分能力等级	(1) 方法：讲授法、案例教学法等 (2) 重点与难点：老年人能力评估工具和评估方法、根据老年人能力评估结果划分能力等级	2
		(2) 撰写老年人能力评估报告	1) 老年人能力单人报告 2) 组织或机构的老年人能力评估汇总报告	(1) 方法：讲授法、案例教学法等 (2) 重点与难点：老年人能力单人报告	2
		(3) 老年人照护风险评估，并对照护等级进行调整，制订应对预案	1) 老年人身体变化采取即时评估的相关知识 2) 老年人照护风险评估的概念和主要内容 3) 老年人照护风险评估的方法 4) 风险评估后老年人照护等级调整	(1) 方法：讲授法、案例教学法等 (2) 重点与难点：老年人照护风险评估的方法	2

续表

模块	课程	学习单元	课程内容	培训建议	培训学时
2. 照护评估	2-2 照护计划制订	（1）根据主要照护问题制订照护计划	1）主要照护问题的类型 2）主要照护问题产生的原因 3）健康、失能、半失能老年人照护计划的制订 4）撰写照护计划 ①照护计划信息收集 ②照护计划撰写 ③照护计划修订	（1）方法：讲授法、案例教学法等 （2）重点与难点：识别照护问题，制订照护计划	2
		（2）通过定期评估调整照护计划	1）阶段性能力评估的内容和方法 2）根据评估结果调整照护计划的方法 3）调整照护计划注意事项	（1）方法：讲授法、案例教学法等 （2）重点与难点：根据评估结果调整照护计划的方法	2
		（3）照护计划的实施、评价与监督的方法	1）照护计划实施中的注意事项 2）照护计划的评价和监督的方法	（1）方法：讲授法、案例教学法等 （2）重点与难点：照护计划评价	1
	2-3 适老环境和辅助器具使用评估	（1）适老环境评估，提出整改建议	1）适老环境评估的相关概念、原则和意义 2）居家和机构适老环境的基本要求 3）适老环境改造的原则和整改措施	（1）方法：讲授法、案例教学法等 （2）重点与难点：适老环境改造的原则和整改措施	2
		（2）老年人康复辅助器具的评估和选择	1）康复辅助器具使用需求评估知识 2）老年人康复辅助器具使用注意事项 3）老年人康复辅助器具的选择	（1）方法：讲授法、案例教学法等 （2）重点与难点：老年人康复辅助器具使用注意事项	2

续表

模块	课程	学习单元	课程内容	培训建议	培训学时
3. 质量管理	3-1 质量监督	（1）照护服务质量监督管理	1）照护服务质量监督的目的和作用 2）照护服务质量监督的内容 3）照护服务质量的事前、事中、事后监督方法 4）照护服务质量监督资料分析和记录注意事项 5）质量控制概念 6）质量控制作用 7）照护服务实施过程的管理方法 8）照护服务方案完善	（1）方法：讲授法、案例教学法等 （2）重点与难点：照护服务质量监督的内容及方法、照护服务实施过程的管理方法	2
	3-2 质量控制	（2）养老服务人员监督管理	1）人员管理的基本内容和目标 2）人员管理效果监督方法 3）养老服务人员管理的概念 4）养老服务人员管理的原则 5）养老服务人员岗位分析及管理 6）养老服务人员绩效管理 7）养老服务人员培训管理 8）养老服务人员职业生涯规划管理	（1）方法：讲授法、案例教学法、演示法等 （2）重点与难点：人员管理效果监督方法、养老服务人员培训管理	2
		（3）服务保障要求监督管理	1）服务保障的基本内容 2）服务保障监督的方法 3）服务保障要求的内容和方法 4）服务保障的落实与监督	（1）方法：讲授法、案例教学法等 （2）重点与难点：服务保障监督的方法、服务保障的落实与监督	2

续表

模块	课程	学习单元	课程内容	培训建议	培训学时
3．质量管理	3-2 质量控制	（4）服务安全要求监督管理	1）服务安全的事前、事中、事后监督内容 2）服务安全监督的方法 3）服务安全的执行与监督 4）经验总结文章的撰写方法	（1）方法：讲授法、案例教学法等 （2）重点与难点：服务安全监管的方法、服务安全的执行与监督	2
4．培训指导	4-1 理论培训	（1）对三级/高级及以下级别人员进行照护知识培训	课堂教学的组织与实施	（1）方法：讲授法、案例教学法等 （2）重点与难点：课堂教学的组织与实施	1
		（2）制订培训计划、编写培训教案	1）培训计划的概念与基本要素 2）制订培训计划的方法 3）培训计划的编写要求 4）培训教案的概念与基本要素 5）培训教案的编写程序 6）培训教案的编写要求	（1）方法：讲授法、案例教学法等 （2）重点与难点：培训计划和培训教案的编写要求	2
	4-2 技术指导	（1）对三级/高级及以下级别人员进行照护技术技能培训	1）三级/高级及以下级别人员常用照护技能 2）技术技能培训概述 3）技术技能培训教学实施 4）技术技能培训效果评价方法	（1）方法：讲授法、实训法、演示法、案例教学法等 （2）重点与难点：技术技能培训教学实施、技术技能培训效果评价方法	1
		（2）经验总结与传授	1）养老服务技能与管理经验总结方法 2）经验总结文章的撰写方法 3）养老服务技能和管理经验传授方法	（1）方法：讲授法、案例教学法等 （2）重点与难点：养老服务技能和管理经验总结与传授方法	1
课堂学时合计					33

2.2.6 一级/高级技师职业技能培训课程规范

模块	课程	学习单元	课程内容	培训建议	培训学时
1. 照护评估	1-1 专项功能评估	(1) 老年人专项评估	1) 老年人常见专项评估内容 2) 老年人专项评估方法和技巧 3) 建立老年人健康档案 4) 根据专项评估结果识别照护问题	(1) 方法：讲授法、案例教学法 (2) 重点与难点：老年人常见专项评估内容	2
		(2) 老年人专项评估实施计划的制订	1) 老年人专项评估计划的制订方法 2) 老年人专项评估计划的实施方法和步骤 3) 老年人专项评估计划实施的注意事项	(1) 方法：讲授法、案例教学法等 (2) 重点与难点：老年人专项评估计划的制订方法	2
	1-2 照护计划完善	(1) 阶段性功能评估，并调整照护计划	1) 阶段性功能评估的定义 2) 阶段性功能评估的指标 3) 照护计划调整方法 4) 根据阶段性功能评估结果及各种突发因素调整照护计划 5) 对其他养老护理员制订的照护计划进行修订完善	(1) 方法：讲授法、案例教学法等 (2) 重点与难点：根据阶段性功能评估结果及各种突发因素调整照护计划	2
		(2) 特殊老年人照护计划制订	1) 抑郁症、失智症等精神行为障碍、传染病以及其他特殊照护问题的老年人常见照护问题 2) 特殊老年人照护计划的制订方法	(1) 方法：讲授法、案例教学法等 (2) 重点与难点：特殊老年人照护计划的制订方法	2

续表

模块	课程	学习单元	课程内容	培训建议	培训学时
1. 照护评估	1-2 照护计划完善	（3）专项功能评估报告撰写	1）专项功能评估报告的内容	（1）方法：讲授法、案例教学法等 （2）重点与难点：专项功能评估报告撰写规范和要求	2
			2）专项功能评估报告的撰写规范和要求		
	1-3 评估管理	（1）评估人员管理与督导	1）评估管理的概念、目的、意义	（1）方法：讲授法、案例教学法等 （2）重点与难点：评估中与相关领域人员合作管理中跨专业、跨部门的合作方法	2
			2）评估管理中跨专业、跨部门的合作方法		
		（2）评估特殊个案处理方法	1）评估特殊个案处理的原则	（1）方法：讲授法、案例教学法等 （2）重点与难点：评估特殊个案处理的主要内容	2
			2）评估特殊个案处理的主要内容		
		（3）对老年人评估体系持续改进的方法	1）评估工具研发进展	（1）方法：讲授法、案例教学法等 （2）重点与难点：照护评估质量管理体系建设的相关要素	2
			2）照护评估的信息化应用		
			3）照护评估质量管理体系建设的相关要素		
		（4）争议评估结果处理及评估复核方法	1）评估规范要求的内容	（1）方法：讲授法、案例教学法等 （2）重点与难点：争议评估结果基本处理方法	2
			2）常见评估结果的争议		
			3）争议评估结果基本处理方法		
			4）评估复核流程、原则和方法		
2. 质量管理	2-1 机构内部管理	（1）质量管理体系的建立	1）质量管理体系的概念	（1）方法：讲授法、案例教学法等 （2）重点与难点：服务质量管理体系建立的基本方法	2
			2）服务质量管理体系建立的基本方法		

续表

模块	课程	学习单元	课程内容	培训建议	培训学时
2. 质量管理	2-1 机构内部管理	(2) 质量管理基本方法及组织实施方法	1) 质量管理的原则和基本内容 2) 质量管理的基本方法与流程 3) 质量管理岗位要求 4) 质量管理的内容和流程	(1) 方法：讲授法、案例教学法等 (2) 重点与难点：质量评价方法管理的基本方法与流程	3
		(3) 照护质量改进	1) 服务质量改进的基本方法 2) 工作中存在的缺陷及相关预防与改进措施 3) 制订和实施调整计划	(1) 方法：讲授法、案例教学法等 (2) 重点与难点：制订和实施调整计划	2
	2-2 质量系统评价	(1) 质量评价结果的分析	1) 质量评价的概念和原则 2) 质量评价结果的分析	(1) 方法：讲授法、案例教学法等 (2) 重点与难点：质量评价结果的分析方法	2
		(2) 养老服务机构持续质量改进	1) 养老服务机构持续质量改进的意义 2) 养老服务机构持续质量改进的组织与运行 3) 基于满意度评价的服务质量改进方法	(1) 方法：讲授法、案例教学法等 (2) 重点与难点：养老服务机构持续质量改进的组织与运行	3
3. 培训指导	3-1 理论培训	(1) 组织和参与对二级/技师及以下级别人员的培训	1) 二级/技师及以下级别人员常用照护知识 2) 培训方案设计的方法 3) 组织实施培训方案	(1) 方法：讲授法、案例教学法、项目教学法等 (2) 重点与难点：组织实施培训方案	2
		(2) 分析行业发展趋势并撰写养老服务与管理研究报告	1) 养老服务行业信息收集和统计方法 2) 行业发展趋势分析工具 3) 研究报告撰写的格式、内容和方法 4) 研究报告的撰写流程	(1) 方法：讲授法、案例教学法等 (2) 重点与难点：撰写养老服务与管理研究报告	3

续表

模块	课程	学习单元	课程内容	培训建议	培训学时
3．培训指导	3-2 培训管理	（1）评价培训方案，并提出改进建议	1）培训方案评价与改进概述 2）培训方案的评估方法 3）根据评估结果提出改进建议	（1）方法：讲授法、案例教学法等 （2）重点与难点：培训方案的评估方法	2
		（2）评价培训效果，并提出改进方案	1）评价培训效果的目的和意义 2）培训效果的评估方法 3）根据评估效果提出改进方案	（1）方法：讲授法、案例教学法等 （2）重点与难点：培训效果的评估方法	2
		（3）为行业发展提出建议	1）养老服务行业发展动态和政策信息 2）养老服务行业发展建议思路	（1）方法：讲授法、案例教学法等 （2）重点与难点：养老服务行业发展建议思路	2
课堂学时合计					41

2.2.7 培训建议中培训方法说明

1．讲授法

讲授法是指培训教师主要运用语言方式，系统地向培训学员传授知识，传播思想观念，发展学员的思维能力和智力。即教师通过叙述、描绘、解释、推论来传递信息、传授知识、阐明概念、论证定律和公式，引导学员分析和认识问题。

2．讨论法

讨论法是指在培训教师的指导下，培训学员以全班或小组为单位，围绕学习单元的内容，对某一专题进行深入探讨，通过讨论或辩论活动，获得知识或巩固知识的一种教学方法，要求培训教师在讨论结束时需对讨论的主题进行归纳性总结。

3．实训（练习）法

实训（练习）法是指培训学员在培训教师的指导下巩固知识、运用知识、形成技能技巧的方法。通过实际操作的练习，旨在形成操作技能。

4．参观法

参观法是指培训教师组织或指导培训学员进行实地观察、调查、研究和学习，从而获得新知识或巩固已学知识的教学方法。参观教学法可分为准备性参观、并行性参观、总结性参观等。

5．演示法

演示法是指在教学过程中，培训教师通过示范操作和讲解使培训学员获得知识、技能的教学方法。教学中，教师对操作内容进行现场演示，边操作边讲解，强调操作的关键步骤和注意事项，使学员边学边做，理论与技能并重，师生互动，提高学生的学习兴趣和学习效率。

6．案例教学法

案例教学法是指培训教师通过案例的分析，提出问题，分析问题，并找到解决问题的途径和手段，培养学员分析问题、独立处理问题的能力。

7．项目教学法

项目教学法是指以实际应用为目的，将理论知识与实际工作相结合，通过师生共同完成一个完整的"项目"工作，使培训学员获得知识和实践操作能力与解决实际问题能力的教学方法。其实施以小组为学习单位，一般可分为确定项目任务、计划、决策、实施、检查和评价6个步骤。强调学员在学习过程中的主体地位，以学员为中心，以学员学习为主、教师指导为辅，通过完成教学的项目，激发学习积极性，使学员既掌握相关理论知识，又掌握实践技能和工作方法，提高解决实际问题的综合能力。

8．角色扮演法

角色扮演法是指培训学员通过不同角色的扮演，体验自身角色的内涵活动和对方角色的心理，充分展现各种角色的"为"和"位"。在养老护理员角色扮演中的"角色"一般分为服务者和消费者两大类角色，学员通过角色扮演，学习和运用服务技能，以达到对客服务的标准。

9．情景表演法

情景表演法是指培训教师在实施培训前事先准备和布置培训现场，并制订情景表演的情景、对话内容及评估标准，在学员的现场情景表演活动中对活动效果及时评估，从而达到培训的预期效果。

10．实物示教法

实物示教法是指培训教师通过实物的操作演示或对培训学员实物操作演示的评价，实现对学员技能操作步骤、要领掌握情况的检查、纠错、修正，并演示正确的操作方法的一种教学方法。

11．观摩法

观摩法是指培训学员通过观看视频，学习、获取知识、技能的一种教学方法。

2.3 考核规范

2.3.1 职业基本素质培训考核规范

考核范围	考核比重(%)	培训内容（课程）	考核比重(%)	考核单元
1. 职业道德	6	1-1 职业道德基本知识	3	(1) 职业道德基本知识
		1-2 职业守则	3	(2) 养老护理员职业守则
2. 基础知识	94	2-1 养老护理员工作须知	10	(1) 养老护理员工作须知
		2-2 人际关系与沟通	10	(2) 人际关系与沟通
		2-3 老年人照护基础知识	22	(3) 老年人照护基础知识
		2-4 安全卫生、环境保护知识	22	(4) 安全卫生、环境保护知识
		2-5 消防安全基础知识	20	(5) 消防安全基础知识
		2-6 相关法律、法规知识	10	(6) 相关法律、法规知识
	100		100	

2.3.2 五级/初级职业技能培训理论知识考核规范

考核范围	考核比重(%)	考核内容	考核比重(%)	考核单元
1. 生活照护	57	1-1 清洁照护	18	(1) 为老年人进行日常梳洗
				(2) 协助老年人清洁口腔
				(3) 协助老年人摘戴并清洗义齿
				(4) 协助老年人洗澡（淋浴、盆浴、擦浴）
				(5) 协助老年人清洗会阴部

续表

考核范围	考核比重（%）	考核内容	考核比重（%）	考核单元
1．生活照护	57	1-2 穿脱衣物	5	（1）协助老年人穿脱衣服、鞋袜
				（2）协助老年人穿脱简易矫形器
		1-3 饮食照护	9	（1）协助老年人摆放进食、进水体位
				（2）协助老年人进食、进水
				（3）观察、评估、报告老年人进食、进水情况
				（4）噎食、误吸的急救及报告
		1-4 排泄照护	9	（1）协助老年人如厕
				（2）协助卧床老年人使用便器排便
				（3）为老年人更换尿布、纸尿裤
				（4）观察、记录、报告老年人排泄物异常情况
		1-5 睡眠照护	5	（1）为老年人布置睡眠环境
				（2）观察、记录、报告老年人睡眠情况
		1-6 环境清洁	6	（1）为老年人提供舒适、清洁的环境
				（2）整理床单位、更换被服
		1-7 失智照护	5	（1）为失智老年人提供生活照护
				（2）协助观察失智老年人的异常行为

续表

考核范围	考核比重（%）	考核内容	考核比重（%）	考核单元
2．基础照护	25	2-1 体征观测	10	（1）协助测量老年人生命体征并观察、记录
				（2）协助测量老年人体重并记录
		2-2 护理协助	10	（1）使用热水袋为老年人保暖
				（2）为高热老年人物理降温
				（3）冷热疗法的皮肤观察
				（4）识别及照护处理Ⅰ度压疮的老年人
				（5）翻身、叩背促进排痰的方法
		2-3 感染防控	5	（1）环境及物品清洁
				（2）手部清洁
3．康复服务	18	3-1 体位转换	14	（1）为老年人正确摆放体位
				（2）协助老年人转换体位
				（3）使用助行器协助老年人转移
		3-2 康乐活动	4	（1）示范、指导老年人进行手工活动
				（2）示范、指导老年人进行娱乐游戏活动
	100		100	

2.3.3　五级/初级职业技能培训操作技能考核规范

考核范围	考核比重（%）	考核形式	选考方式	考核时间	重要程度
1．生活照护	60	实操	必考	60	X
2．基础照护	25	实操	必考	30	X
3．康复服务	15	实操	必考	15	Y
	100				

2.3.4 四级／中级职业技能培训理论知识考核规范

考核范围	考核比重（%）	考核内容	考核比重（%）	考核单元
1．生活照护	31	1-1　清洁照护	6	（1）为老年人进行口腔清洁
				（2）为老年人进行身体清洁并处理特殊情况
		1-2　饮食照护	4	（1）老年人特殊饮食处理方式
				（2）照护戴鼻饲管的老年人进食、进水
		1-3　排泄照护	8	（1）协助老年人使用开塞露
				（2）为老年人人工取便
				（3）为肠造瘘老年人更换造瘘袋
				（4）留置尿管老年人尿液情况观察及报告
		1-4　睡眠照护	9	（1）评估老年人睡眠环境
				（2）照护睡眠障碍老年人入睡
				（3）指导老年人改变不良睡眠习惯
		1-5　环境清洁	4	（1）环境和常用物品清洁、消毒的方法
				（2）床旁消毒的基本方法和操作要点
				（3）垃圾处理方法
2．基础照护	47	2-1　体征观测	2	（1）老年人生命体征的测量与记录
				（2）老年人体重的测量与记录
				（3）老年人血糖的测量与记录
		2-2　用药照护	4	（1）协助老年人口服用药
				（2）老年人使用胰岛素后的血糖观察

续表

考核范围	考核比重（%）	考核内容	考核比重（%）	考核单元
2. 基础照护	47	2-3 风险应对	9	（1）老年人风险识别与预防措施
				（2）老年人跌倒的应对
		2-4 护理协助	14	（1）留置胃管和留置尿管的观察
				（2）气管切开和造瘘口的观察
				（3）二便标本留取的方法
				（4）陪同就医
				（5）协助照护Ⅱ度压疮老年人
		2-5 感染防控	6	老年人常见传染病的预防和床旁隔离
		2-6 失智照护	6	（1）失智老年人常见异常行为的识别
				（2）为失智老年人提供安全的环境
		2-7 安宁服务	6	（1）临终老年人的照护
				（2）善终照护
				（3）终末消毒
3. 康复服务	14	3-1 康乐活动	6	（1）文娱性康乐活动的开展
				（2）指导老年人使用简易健身器材进行活动
				（3）应用音乐、园艺、益智类游戏等活动照护失智老年人

续表

考核范围	考核比重（%）	考核内容	考核比重（%）	考核单元
3．康复服务	14	3-2 功能促进	8	（1）日常生活活动训练的基本知识和方法
				（2）协助压力性尿失禁老年人进行功能训练
				（3）指导老年人使用简易康复器材进行活动
				（4）老年人坐位或站立位的平衡训练
				（5）日常生活类辅助器具及使用
				（6）助行器、轮椅等辅助器具的选择
4．心理支持	8	4-1 沟通交流	4	（1）与老年人和家属沟通
				（2）与团队成员的沟通
		4-2 精神慰藉	4	（1）观察老年人的情绪和行为变化
				（2）识别老年人情绪和行为变化的原因和方法

2.3.5 四级／中级职业技能培训操作技能考核规范

考核范围	考核比重（%）	考核形式	选考方式	考核时间	重要程度
1．生活照护	30	实操	必考	45	X
2．基础照护	45	实操	必考	60	X
3．康复服务	15	实操	必考	30	Y
4．心理支持	10	实操	必考	15	Y
	100				

2.3.6 三级/高级职业技能培训理论知识考核规范

考核范围	考核比重(%)	考核内容	考核比重(%)	考核单元
1. 基础照护	48	1-1 用药照护	6	(1) 给老年人喂口服药
				(2) 为老年人使用滴眼、耳、鼻外用药
		1-2 风险应对	20	(1) 老年人风险预防措施、风险评估与应对处理
				(2) 急性创伤、肌肉骨骼关节损伤等的初步应急处置方法
				(3) 配合急救转运
		1-3 护理协助	6	(1) 协助照护Ⅲ度压疮老年人
				(2) 雾化吸入、口腔吸痰、吸氧
		1-4 失智照护	8	(1) 识别失智老年人特殊异常行为及应对措施
				(2) 识别失智老年人的环境风险及应对
		1-5 安宁服务	8	(1) 提供哀伤应对辅导服务
				(2) 提供老年人家属处理后事指导服务
2. 康复服务	16	2-1 功能促进	12	(1) 组织和指导老年人开展健身康复体操活动
				(2) 指导或协助老年人进行平地行走、上下楼梯训练
				(3) 指导或协助老年人使用安全防护性辅助器具
		2-2 认知训练	4	(1) 指导轻度、中度认知功能障碍的老年人进行记忆力等训练
				(2) 指导轻度、中度认知功能障碍的老年人进行定向力等训练

续表

考核范围	考核比重（%）	考核内容	考核比重（%）	考核单元
3．心理支持	28	3-1 沟通交流	12	（1）与功能受损老年人沟通
				（2）化解冲突的沟通方式
		3-2 心理辅导	16	（1）应对岗位工作压力
				（2）指导老年人自我解压
				（3）识别老年人异常心理活动
				（4）老年人心理、情绪变化的应对方法
4．培训指导	8	4-1 理论培训	4	（1）对老年人和家属进行照护知识培训
				（2）对四级/中级及以下级别人员进行照护知识培训
		4-2 技术指导	4	（1）对老年人自我照护技能指导
				（2）家属等非专业照护人员技能指导
				（3）对四级/中级及以下级别人员进行照护技能指导

2.3.7 三级/高级职业技能培训操作技能考核规范

考核范围	考核比重（%）	考核形式	选考方式	考核时间	重要程度
1．基础照护	40	实操	必考	45	X
2．康复服务	20	实操	必考	30	X
3．心理支持	20	实操	必考	30	X
4．培训指导	20	实操	必考	20	Y
	100				

2.3.8 二级/技师职业技能培训理论知识考核规范

考核范围	考核比重（%）	考核内容	考核比重（%）	考核单元
1. 康复服务	28	1-1 功能促进	12	（1）认知功能障碍老年人的日常生活活动能力训练
				（2）轻度、中度言语功能障碍老年人的言语功能训练
		1-2 康复评估	16	（1）评估老年人日常生活活动能力康复效果
				（2）评估老年人运动功能康复效果
				（3）评估老年人认知功能康复效果
2. 照护评估	32	2-1 老年人能力评估	12	（1）老年人能力评估和划分照护等级
				（2）撰写老年人能力评估报告
				（3）老年人照护风险评估，并对照护等级进行调整，制订应对预案
		2-2 照护计划制订	12	（1）根据主要照护问题制订照护计划
				（2）通过定期评估调整照护计划
				（3）照护计划的实施、评价与监督的方法
		2-3 适老环境和辅助器具使用评估	8	（1）适老环境评估，提出整改建议
				（2）老年人康复辅助器具的评估和选择

续表

考核范围	考核比重（%）	考核内容	考核比重（%）	考核单元
3．质量管理	28	3-1 质量监督	14	（1）照护服务质量监督管理
				（2）养老服务人员监督管理
				（3）服务保障要求监督管理
				（4）服务安全要求监督管理
		3-2 质量控制	14	
4．培训指导	12	4-1 理论培训	6	（1）对三级/高级及以下级别人员进行照护知识培训
				（2）制订培训计划、编写培训教案
		4-2 技术指导	6	（1）对三级/高级及以下级别人员进行照护技术技能培训
				（2）经验与技能总结、传授

2.3.9 二级/技师职业技能培训操作技能考核规范

考核范围	考核比重（%）	考核形式	选考方式	考核时间	重要程度
1．康复服务	20	实操	必考	30	X
2．照护评估	30	实操	必考	30	X
3．质量管理	30	实操	必考	30	X
4．培训指导	20	实操	必考	15	Y
	100				

2.3.10 一级/高级技师职业技能培训理论知识考核规范

考核范围	考核比重(%)	考核内容	考核比重(%)	考核单元
1. 照护评估	50	1-1 专项功能评估	12	(1) 老年人专项评估
				(2) 老年人专项评估实施计划的制订
		1-2 照护计划完善	12	(1) 阶段性功能评估，并调整照护计划
				(2) 特殊老年人照护计划的制订
				(3) 专项功能评估报告撰写
		1-3 评估管理	26	(1) 评估人员管理与督导
				(2) 评估特殊个案处理方法
				(3) 对老年人评估体系持续改进的方法
				(4) 争议评估结果处理及评估复核方法
2. 质量管理	34	2-1 机构内部管理	14	(1) 质量管理体系的建立
				(2) 质量管理基本方法及组织实施方法
				(3) 照护质量改进
		2-2 质量系统评价	20	(1) 质量评价结果的分析
				(2) 养老机构持续质量改进
3. 培训指导	16	3-1 理论培训	6	(1) 组织和参与对二级/技师及以下级别人员的培训
				(2) 分析行业趋势并撰写养老服务与管理研究报告

续表

考核范围	考核比重（%）	考核内容	考核比重（%）	考核单元
3．培训指导	16	3-2 培训管理	10	（1）评价培训方案，并提出改进建议
				（2）评价培训效果，并提出改进方案
				（3）为行业发展提出建议

2.3.11 一级/高级技师职业技能培训操作技能考核规范

考核范围	考核比重（%）	考核形式	选考方式	考核时间	重要程度
1．照护评估	40	实操	必考	45	X
2．质量管理	35	实操	必考	30	X
3．培训指导	25	实操	必考	20	X
	100				

附录

培训要求与课程规范
对照表

附录

附录1 职业基本素质培训要求与课程规范对照表

2.1.1 职业基本素质培训要求			2.2.1 职业基本素质培训课程规范			
职业基本素质模块（模块）	培训内容（课程）	培训细目	学习单元	课程内容	培训建议	课堂学时
1. 职业道德	1-1 职业道德基本知识	职业道德基本知识	职业道德基本知识	1）道德概述 2）道德的特点 3）道德的作用 4）职业道德概述 5）职业道德的基本要素 6）职业道德的特征 7）职业道德的作用 8）习近平新时代中国特色社会主义思想概述 9）社会主义核心价值观的主要内容	（1）方法：讲授法、案例教学法等 （2）重点与难点：职业道德概述、职业道德的作用	1
	1-2 职业守则	养老护理员职业守则	养老护理员职业守则	1）尊老敬老，以人为本 2）孝老爱亲，弘扬美德 3）遵章守法，自律奉献 4）服务第一，爱岗敬业	（1）方法：讲授法、案例教学法、角色扮演法等 （2）重点与难点：养老护理员职业守则	1
2. 基础知识	2-1 养老护理员工作须知	养老护理员工作须知	养老护理员工作须知	1）养老护理员服务礼仪规范 2）养老护理员职业安全和个人防护知识 3）养老护理员自我心理调适相关知识 4）养老护理员在机构、社区和家庭提供服务基本规范	（1）方法：讲授法、案例教学法、演示法等 （2）重点与难点：服务内容、服务要求	1
	2-2 人际关系与沟通	人际关系与沟通	人际关系与沟通	1）人际关系的处理原则 2）沟通交流的方法	（1）方法：讲授法、案例教学法、角色扮演法等 （2）重点与难点：正确认识与处理人际关系、应对冲突方式	1

职业基本素质培训要求与课程规范对照表

续表

2.1.1 职业基本素质培训要求			2.2.1 职业基本素质培训课程规范			
职业基本素质模块（模块）	培训内容（课程）	培训细目	学习单元	课程内容	培训建议	课堂学时
2. 基础知识	2-3 老年人照护基础知识	老年人照护基础知识	老年人照护基础知识	1）老年人生理、心理特点 2）老年人照护特点 3）老年人常见病的照护重点 4）老年人常见问题的观察方法 5）老年人饮食种类及营养需求 6）老年人常见冲突和压力处理方法 7）老年人照护记录方法 8）老年人康复理念、康复与健康的关系	（1）方法：讲授法、案例教学法等 （2）重点与难点：老年人各系统基本结构、功能与衰老表现，以及心理特点、生理照护、患病的主要特点、常见问题的观察方法、营养素摄取特点、治疗饮食种类、常见冲突和压力处理方法、照护记录方法、康复理念、康复与健康的关系	2
	2-4 安全卫生、环境保护知识	安全卫生、环境保护知识	安全卫生、环境保护知识	1）老年人安全防范及相关知识 2）老年人卫生防护知识 3）老年人环境保护知识 4）食品安全知识 5）急救常识 6）自然灾害的应对处理知识	（1）方法：讲授法、案例教学法等 （2）重点与难点：老年人安全防范及相关知识、卫生防护知识、环境保护知识、食品安全知识、急救常识、自然灾害的应对处理知识	2
	2-5 消防安全基础知识	消防安全基础知识	消防安全基础知识	1）火灾危险性，火灾预防知识和措施 2）用火、用电、用气安全常识 3）消防安全标志及含义 4）报火警、扑救初起火灾、自救互救和逃生疏散的知识 5）建筑消防设施的性能，灭火器材的使用方法 6）建筑火灾逃生避难器材的使用方法 7）消防违法行为处罚的相关知识	（1）方法：讲授法、案例教学法等 （2）重点与难点：火灾预防知识，用火、用电、用气安全常识，消防安全标志及含义等	2

附录

续表

2.1.1 职业基本素质培训要求			2.2.1 职业基本素质培训课程规范			
职业基本素质模块（模块）	培训内容（课程）	培训细目	学习单元	课程内容	培训建议	课堂学时
2. 基础知识	2-6 相关法律、法规知识	相关法律、法规知识	相关法律、法规知识	1)《中华人民共和国老年人权益保障法》相关知识	（1）方法：讲授法、案例教学法等 （2）重点与难点：《中华人民共和国老年人权益保障法》等相关法律知识	1
				2)《中华人民共和国劳动法》相关知识		
				3)《中华人民共和国劳动合同法》相关知识		
				4)《中华人民共和国消防法》相关知识		
				5)《中华人民共和国食品安全法》相关知识		
课堂学时合计						11

附录2 五级/初级职业技能培训要求与课程规范对照表

2.1.2 五级/初级职业技能培训要求				2.2.2 五级/初级职业技能培训课程规范			
职业功能模块（模块）	培训内容（课程）	技能目标	培训细目	学习单元	课程内容	培训建议	课堂学时
1. 生活照护	1-1 清洁照护	1-1-1 能为老年人洗脸、洗手、洗头、梳头、剃胡须、洗脚、修剪指（趾）甲	（1）能为老年人洗脸 （2）能为老年人洗手 （3）能为老年人洗头 （4）能为老年人梳头 （5）能为老年人剃胡须 （6）能为老年人洗脚 （7）能为老年人修剪指（趾）甲	（1）为老年人进行日常梳洗	1) 老年人日常梳洗照护概述 2) 梳洗过程中观察要点 3) 为老年人梳洗 4) 为老年人洗头 ①老年人头发养护方法 ②为老年人坐位洗头 ③为老年人卧位洗头	（1）方法：讲授法、案例教学法、演示法、实训（练习）法等 （2）重点与难点：为老年人（坐位、卧位）洗头	1

续表

2.1.2 五级/初级职业技能培训要求					2.2.2 五级/初级职业技能培训课程规范			
职业功能模块（模块）	培训内容（课程）	技能目标	培训细目	学习单元	课程内容	培训建议	课堂学时
1. 生活照护	1-1 清洁照护	1-1-1 能为老年人洗脸、洗手、洗头、梳头、剃胡须、洗脚、修剪指（趾）甲	（1）能为老年人洗脸 （2）能为老年人洗手 （3）能为老年人洗头 （4）能为老年人梳头 （5）能为老年人剃胡须 （6）能为老年人洗脚 （7）能为老年人修剪指（趾）甲	（1）为老年人进行日常梳洗	5）为老年人剃胡须 6）为老年人洗脚 7）为老年人修剪指（趾）甲	（1）方法：讲授法、案例教学法、演示法、实训（练习）法等 （2）重点与难点：为老年人（坐位、卧位）洗头	1
		1-1-2 能协助老年人清洁口腔	协助老年人清洁口腔	（2）协助老年人清洁口腔	1）口腔清洁概述 2）口腔清洁的重要性 3）老年人口腔健康的标准 4）保持口腔健康的方法 5）协助老年人漱口 6）协助老年人刷牙	（1）方法：讲授法、案例教学法、演示法、实训（练习）法等 （2）重点与难点：协助老年人清洁口腔	1
		1-1-3 能协助老年人摘戴并清洗义齿	（1）协助老年人摘戴义齿 （2）为老年人清洗义齿	（3）协助老年人摘戴并清洗义齿	1）义齿的概念和作用 2）义齿的摘取和佩戴方法 3）义齿清洗、存放原则 4）注意事项 5）为老年人摘戴义齿 ①沟通 ②评估 ③准备 ④摘取义齿 ⑤佩戴义齿 ⑥整理、记录	（1）方法：讲授法、案例教学法、演示法、实训（练习）法等 （2）重点与难点：协助老年人摘戴并清洗义齿	1

续表

2.1.2 五级/初级职业技能培训要求				2.2.2 五级/初级职业技能培训课程规范			
职业功能模块（模块）	培训内容（课程）	技能目标	培训细目	学习单元	课程内容	培训建议	课堂学时
1. 生活照护	1-1 清洁照护	1-1-3 能协助老年人摘戴并清洗义齿	（1）协助老年人摘戴义齿 （2）为老年人清洗义齿	（3）协助老年人摘戴并清洗义齿	6）清洗义齿 ①沟通 ②评估 ③准备 ④刷洗义齿 ⑤浸泡义齿 ⑥戴前冲洗 ⑦整理、记录	（1）方法：讲授法、案例教学法、演示法、实训（练习）法等 （2）重点与难点：协助老年人摘戴并清洗义齿	1
		1-1-4 能协助老年人洗澡（淋浴、盆浴、擦浴）	（1）协助老年人淋浴 （2）协助老年人盆浴 （3）协助老年人擦浴	（4）协助老年人洗澡（淋浴、盆浴、擦浴）	1）洗浴概述 2）老年人洗浴的目的 3）老年人洗浴的种类 4）协助老年人淋浴 ①沟通 ②评估 ③准备 ④协助老年人进入浴室 ⑤脱衣、调节水温 ⑥淋浴 ⑦擦干更衣 ⑧整理、记录 5）协助老年人盆浴 ①沟通 ②评估 ③准备 ④协助老年人进入浴室 ⑤脱衣洗浴 ⑥擦干更衣 ⑦整理、记录	（1）方法：讲授法、案例教学法、演示法、实训（练习）法等 （2）重点与难点：协助老年人洗澡（淋浴、盆浴、擦浴）	1

续表

2.1.2 五级/初级职业技能培训要求				2.2.2 五级/初级职业技能培训课程规范			
职业功能模块（模块）	培训内容（课程）	技能目标	培训细目	学习单元	课程内容	培训建议	课堂学时
1. 生活照护	1-1 清洁照护	1-1-4 能协助老年人洗澡（淋浴、盆浴、擦浴）	(1) 协助老年人淋浴 (2) 协助老年人盆浴 (3) 协助老年人擦浴	(4) 协助老年人洗澡（淋浴、盆浴、擦浴）	6) 为老年人进行床上擦浴 ①沟通 ②评估 ③准备 ④擦浴顺序及方法 ⑤整理、记录	(1) 方法：讲授法、案例教学法、演示法、实训（练习）法等 (2) 重点与难点：协助老年人洗澡（淋浴、盆浴、擦浴）	1
		1-1-5 能为老年人清洁会阴部	协助老年人清洗会阴部	(5) 协助老年人清洗会阴部	1) 会阴部冲洗的作用 2) 为女性老年人冲洗会阴部 ①沟通 ②评估 ③准备 ④摆放体位 ⑤冲洗会阴部 ⑥整理、记录	(1) 方法：讲授法、案例教学法、演示法、实训（练习）法等 (2) 重点与难点：协助老年人清洗会阴部	1
	1-2 穿脱衣物	1-2-1 能为老年人穿脱衣服、鞋袜	(1) 能为老年人穿脱衣服 (2) 能为老年人穿脱鞋袜	(1) 协助老年人穿脱衣服、鞋袜	1) 穿脱衣物概述 2) 老年人服装、鞋袜的特点 3) 为老年人更换开襟衣服 4) 为老年人更换套头衣服 5) 为老年人穿脱裤子 6) 为老年人穿脱鞋袜	(1) 方法：讲授法、案例教学法、演示法、实训（练习）法等 (2) 重点与难点：协助老年人穿脱衣服、鞋袜	1

续表

职业功能模块（模块）	2.1.2 五级/初级职业技能培训要求			2.2.2 五级/初级职业技能培训课程规范			
	培训内容（课程）	技能目标	培训细目	学习单元	课程内容	培训建议	课堂学时
1. 生活照护	1-2 穿脱衣物	1-2-2 能协助老年人穿脱简易矫形器等辅助器具	协助老年人穿脱简易矫形器	（2）协助老年人穿脱简易矫形器	1）矫形器的概念 2）矫形器的作用 3）为老年人穿脱弹力足踝矫形器	（1）方法：讲授法、案例教学法、演示法、实训（练习）法等 （2）重点与难点：协助老年人穿脱简易矫形器	2
	1-3 饮食照护	1-3-1 能为老年人摆放进食体位、进水体位	（1）协助老年人摆放进食体位 （2）协助老年人摆放进水体位	（1）协助老年人摆放进食、进水体位	1）老年人饮食照护概述 2）老年人的进食、进水体位概念及摆放的目的 3）老年人进食、进水体位种类 4）协助老年人摆放进食、进水体位	（1）方法：讲授法、案例教学法、演示法、实训（练习）法等 （2）重点与难点：协助老年人摆放进食、进水体位	1
		1-3-2 能协助老年人进食、进水	（1）协助老年人进食 （2）协助老年人进水	（2）协助老年人进食、进水	1）老年人饮食结构 2）老年人饮食种类和摄入量 3）对老年人有益的饮品 4）协助老年人进食 ①沟通 ②评估 ③准备 ④协助进餐 ⑤整理、记录 5）协助老年人进水 ①沟通 ②评估 ③准备 ④协助饮水 ⑤整理、记录	（1）方法：讲授法、案例教学法、演示法、实训（练习）法等 （2）重点与难点：协助老年人进食、进水	1

续表

2.1.2 五级/初级职业技能培训要求				2.2.2 五级/初级职业技能培训课程规范			
职业功能模块（模块）	培训内容（课程）	技能目标	培训细目	学习单元	课程内容	培训建议	课堂学时
1. 生活照护	1-3 饮食照护	1-3-3 能观察、评估老年人进食、进水的种类和量，报告并标记异常变化	(1) 观察、评估、报告老年人进食情况 (2) 观察、评估、报告老年人进水情况	(3) 观察、评估、报告老年人进食、进水情况	1) 老年人进食观察要点 2) 老年人吞咽困难、呛咳定义 3) 老年人进水观察要点 4) 老年人进食、进水的观察、评估、记录 ①沟通 ②评估 ③准备 ④观察并记录本次进食、进水情况 ⑤整理、记录	(1) 方法：讲授法、案例教学法、演示法、实训（练习）法等 (2) 重点与难点：老年人进食、进水的观察、评估、记录	1
		1-3-4 能对发生噎食、误吸情况的老年人采取应急措施，报告并寻求帮助	(1) 噎食的急救及报告 (2) 误吸的急救及报告	(4) 噎食、误吸的急救及报告	1) 噎食、误吸的概念 2) 噎食、误吸的救助方法 3) 海姆立克急救法 ①老年人噎食、误吸的程度 ②海姆立克急救处置 ③急救或送医救治 ④整理、记录	(1) 方法：讲授法、案例教学法、演示法、实训（练习）法等 (2) 重点与难点：海姆立克急救法	2
	1-4 排泄照护	1-4-1 能协助老年人如厕	协助老年人如厕	(1) 协助老年人如厕	1) 排泄照护概述 2) 影响老年人排便的环境因素 3) 老年人胃肠功能与排泄的关系 4) 帮助老年人养成规律排便的习惯	(1) 方法：讲授法、案例教学法、演示法、实训（练习）法等 (2) 重点与难点：帮助老年人正常如厕	1

续表

2.1.2 五级/初级职业技能培训要求				2.2.2 五级/初级职业技能培训课程规范			
职业功能模块（模块）	培训内容（课程）	技能目标	培训细目	学习单元	课程内容	培训建议	课堂学时
1. 生活照护	1-4 排泄照护	1-4-1 能协助老年人如厕	协助老年人如厕	(1) 协助老年人如厕	5) 老年人排泄异常的观察 6) 帮助老年人正常如厕 ①沟通 ②评估 ③准备 ④协助如厕 ⑤整理、记录	(1) 方法：讲授法、案例教学法、演示法、实训（练习）法等 (2) 重点与难点：帮助老年人正常如厕	1
		1-4-2 能协助卧床老年人使用便器排便	(1) 协助卧床老年人使用尿壶 (2) 协助卧床老年人使用便盆	(2) 协助卧床老年人使用便器排便	1) 床上使用的便器种类 2) 去除尿壶污渍及异味的方法 3) 协助卧床老年人使用尿壶 ①沟通 ②评估 ③准备 ④协助使用尿壶 ⑤整理、记录 4) 协助卧床老年人使用便盆 ①沟通 ②评估 ③准备 ④协助使用便盆 ⑤整理、记录	(1) 方法：讲授法、案例教学法、演示法、实训（练习）法等 (2) 重点与难点：协助卧床老年人使用便器排便	1
		1-4-3 能为老年人更换尿布、纸尿裤	(1) 能为老年人更换尿布 (2) 能为老年人更换纸尿裤	(3) 为老年人更换尿布、纸尿裤	1) 尿失禁的定义和分类 2) 老年人尿失禁的照料 3) 为老年人更换一次性护理垫（尿布） ①沟通 ②评估 ③准备 ④更换一次性护理垫（尿布） ⑤整理、记录	(1) 方法：讲授法、案例教学法、演示法、实训（练习）法等 (2) 重点与难点：为老年人更换尿布、纸尿裤	1

五级／初级职业技能培训要求与课程规范对照表

续表

2.1.2 五级／初级职业技能培训要求				2.2.2 五级／初级职业技能培训课程规范			
职业功能模块（模块）	培训内容（课程）	技能目标	培训细目	学习单元	课程内容	培训建议	课堂学时
1. 生活照护	1-4 排泄照护	1-4-3 能为老年人更换尿布、纸尿裤，倾倒尿液	（1）能为老年人更换尿布 （2）能为老年人更换纸尿裤	（3）为老年人更换尿布、纸尿裤	4）为老年人更换纸尿裤 ①沟通 ②评估 ③准备 ④更换纸尿裤 ⑤整理、记录	（1）方法：讲授法、案例教学法、演示法、实训（练习）法等 （2）重点与难点：为老年人更换尿布、纸尿裤	1
		1-4-4 能观察老年人排泄物的性状、颜色、次数及量，报告并记录异常情况	观察、记录、报告老年人排泄物异常情况	（4）观察、记录、报告老年人排泄物异常情况	1）老年人排泄物性状、颜色和异常情况	（1）方法：讲授法、案例教学法、演示法、实训（练习）法等 （2）重点与难点：观察老年人排泄物异常情况，记录并报告	2
					2）老年人大小便异常情况记录、报告要点		
					3）观察老年人排泄物异常情况，记录并报告 ①沟通 ②评估 ③准备 ④观察排泄物 ⑤整理、记录		
	1-5 睡眠照护	1-5-1 能为老年人布置睡眠环境	为老年人布置睡眠环境	（1）为老年人布置睡眠环境	1）老年人的睡眠特点	（1）方法：讲授法、案例教学法、演示法、实训（练习）法等 （2）重点与难点：为老年人布置睡眠环境	1
					2）老年人睡眠环境要求		
					3）为老年人布置睡眠环境 ①沟通 ②评估 ③准备 ④布置睡眠环境 ⑤协助老年人就寝		

续表

2.1.2 五级/初级职业技能培训要求				2.2.2 五级/初级职业技能培训课程规范			
职业功能模块（模块）	培训内容（课程）	技能目标	培训细目	学习单元	课程内容	培训建议	课堂学时
1. 生活照护	1-5 睡眠照护	1-5-2 能观察老年人睡眠情况，报告并记录异常变化	观察、记录、报告老年人睡眠情况	(2) 观察、记录、报告老年人睡眠情况	1) 睡眠相关知识 2) 老年人良好的睡眠习惯 3) 老年人常见的不良睡眠习惯 4) 老年人睡眠观察、记录要点 5) 观察并记录老年人睡眠异常 ①沟通 ②评估 ③准备 ④观察老年人睡眠情况 ⑤整理、记录	(1) 方法：讲授法、案例教学法、演示法、实训（练习）法等 (2) 重点与难点：观察并记录老年人睡眠异常	1
1. 生活照护	1-6 环境清洁	1-6-1 能为老年人提供舒适、清洁的环境	为老年人提供舒适、清洁的环境	(1) 为老年人提供舒适、清洁的环境	1) 老年人居室环境概述 2) 老年人居室环境清洁要求 3) 为老年人清洁居室环境 ①沟通 ②评估 ③准备 ④开窗通风 ⑤室内清洁 ⑥整理、记录	(1) 方法：讲授法、案例教学法、演示法、实训（练习）法等 (2) 重点与难点：为老年人清洁居室环境	1
1. 生活照护	1-6 环境清洁	1-6-2 能整理、更换床单位	为卧床老年人整理床单位、更换被服	(2) 整理床单位、更换被服	1) 整理、更换床单位概述 2) 清扫整理床单位及更换被服的要求 3) 被服的回收、清洗、消毒方法	(1) 方法：讲授法、案例教学法、演示法、实训（练习）法等 (2) 重点与难点：为卧床老年人更换被服	1

五级／初级职业技能培训要求与课程规范对照表

续表

2.1.2 五级／初级职业技能培训要求				2.2.2 五级／初级职业技能培训课程规范			
职业功能模块（模块）	培训内容（课程）	技能目标	培训细目	学习单元	课程内容	培训建议	课堂学时
1. 生活照护	1-6 环境清洁	1-6-2 能整理、更换床单位	（1）为卧床老年人整理床单位（2）为卧床老年人更换被服	（2）整理床单位、更换被服	4）为卧床老年人更换被服 ①沟通 ②评估 ③准备 ④更换床单 ⑤更换被罩 ⑥更换枕套 ⑦整理、记录	（1）方法：讲授法、案例教学法、演示法、实训（练习）法等 （2）重点与难点：为卧床老年人更换被服	1
	1-7 失智照护	1-7-1 能为失智老年人提供生活照护	为失智老年人提供生活照护	（1）为失智老年人提供生活照护	1）失智症的基本概念 2）失智老年人照护原则 3）失智老年人生活照护的基本方法及注意事项	（1）方法：讲授法、案例教学法、演示法、实训（练习）法等 （2）重点与难点：失智老年人生活照护的基本方法	2
		1-7-2 能协助观察失智老年人的异常行为	协助观察失智老年人的异常行为	（2）协助观察失智老年人的异常行为	失智老年人异常行为的主要表现和原因	（1）方法：讲授法、案例教学法、演示法、实训（练习）法等 （2）重点与难点：失智老年人异常行为的主要表现和协助观察方法	2
2. 基础照护	2-1 体征观测	2-1-1 能协助测量老年人生命体征并观察、记录	（1）协助老年人测量体温并记录（2）协助老年人测量脉搏并记录（3）协助老年人测量呼吸并记录（4）协助老年人测量血压并记录	（1）协助测量老年人生命体征并观察、记录	1）测量体温基本知识 ①体温定义 ②体温正常值 ③体温生理性变化 2）常用体温计的种类及构造 3）测量体温及记录的方法	（1）方法：讲授法、案例教学法、演示法、实训（练习）法等 （2）重点与难点：协助测量老年人生命体征并观察、记录	3

续表

2.1.2 五级/初级职业技能培训要求				2.2.2 五级/初级职业技能培训课程规范			
职业功能模块（模块）	培训内容（课程）	技能目标	培训细目	学习单元	课程内容	培训建议	课堂学时
2．基础照护	2-1 体征观测	2-1-1 能协助测量老年人生命体征并观察、记录	（1）协助老年人测量体温及记录 （2）协助老年人测量脉搏及记录 （3）协助老年人测量呼吸及记录 （4）协助老年人测量血压及记录	（1）协助测量老年人生命体征并观察、记录	4）协助老年人测量体温 ①准备水银体温计或电子体温计 ②沟通测量目的 ③评估合作程度 ④实施测量体温，选择测量工具、部位、时间及方法 ⑤整理用物 ⑥记录测量数值 ⑦体温计的清洁、消毒和检查法 5）脉搏的概念 6）正常脉搏观察及生理变化 7）测量及记录脉搏的方法 8）协助老年人测量脉搏 ①工作准备 ②沟通测量目的 ③评估合作程度 ④实施测量，注意脉率、脉律及脉搏强弱 ⑤记录测量数 9）呼吸的概念 10）正常呼吸观察及生理变化 11）测量呼吸及记录的方法	（1）方法：讲授法、案例教学法、演示法、实训（练习）法等 （2）重点与难点：协助测量老年人生命体征并观察、记录	3

续表

2.1.2 五级/初级职业技能培训要求				2.2.2 五级/初级职业技能培训课程规范			
职业功能模块（模块）	培训内容（课程）	技能目标	培训细目	学习单元	课程内容	培训建议	课堂学时
2. 基础照护	2-1 体征观测	2-1-1 能协助测量老年人生命体征并观察、记录	（1）协助老年人测量体温及记录 （2）协助老年人测量脉搏及记录 （3）协助老年人测量呼吸及记录 （4）协助老年人测量血压及记录	（1）协助测量老年人生命体征并观察、记录	12）协助老年人测量呼吸 ①工作准备 ②沟通测量目的 ③评估配合程度 ④实施测量，观察呼吸速率、节律及深浅度 ⑤记录测量数	（1）方法：讲授法、案例教学法、演示法、实训（练习）法等 （2）重点与难点：协助测量老年人生命体征并观察、记录	3
					13）血压的定义		
					14）正常血压观察及生理变化		
					15）测量血压及记录的方法		
					16）协助老年人测量血压 ①准备测量工具及体位 ②沟通测量目的 ③评估合作程度 ④实施测量血压，选择正确的测量姿势、部位，安静的环境和相对固定的时间 ⑤整理用物 ⑥记录测量数值		
		2-1-2 能协助测量老年人体重并记录	协助测量老年人体重	（2）协助测量老年人体重并记录	1）体重秤的使用方法	（1）方法：讲授法、案例教学法、演示法、实训（练习）法等 （2）重点与难点：协助测量老年人体重并记录	1
					2）协助测量老年人体重 ①校正磅秤至零点		

续表

2.1.2 五级/初级职业技能培训要求					2.2.2 五级/初级职业技能培训课程规范			
职业功能模块（模块）	培训内容（课程）	技能目标	培训细目	学习单元	课程内容	培训建议	课堂学时
2. 基础照护	2-1 体征观测	2-1-2 能协助测量老年人体重并记录	协助测量老年人体重	(2) 协助测量老年人体重并记录	②沟通测量目的 ③评估合作程度 ④实施测量体重，选择定期相同的时间及相似的条件 ⑤整理用物 ⑥记录体重	(1) 方法：讲授法、案例教学法、演示法、实训（练习）法等 (2) 重点与难点：协助老年人测量体重并记录	1
	2-2 护理协助	2-2-1 能使用热水袋等为老年人保暖	使用热水袋为老年人保暖	(1) 使用热水袋为老年人保暖	1) 热疗法的概念 2) 热疗法的禁忌 3) 使用热水袋为老年人保暖 ①沟通用热的目的 ②评估皮肤情况 ③准备物品 ④选择合适的水温，灌水，放置热水袋 ⑤整理用物 ⑥床边交接班 4) 观察、记录热疗法的皮肤异常 ①热疗法皮肤易出现的异常情况 ②热疗法皮肤异常的观察、记录要点	(1) 方法：讲授法、案例教学法、演示法、实训（练习）法等 (2) 重点与难点：使用热水袋为老年人保暖	1
		2-2-2 能使用冰袋等为高热老年人物理降温	(1) 使用冰袋为高热老年人物理降温 (2) 使用温水擦浴为高热老年人物理降温	(2) 为高热老年人物理降温	1) 物理降温的概念 2) 物理降温的禁忌 3) 使用冰袋为高热老年人物理降温	(1) 方法：讲授法、案例教学法、演示法、实训（练习）法等 (2) 重点与难点：使用冰袋等为高热老年人物理降温	1

续表

2.1.2 五级/初级职业技能培训要求				2.2.2 五级/初级职业技能培训课程规范			
职业功能模块（模块）	培训内容（课程）	技能目标	培训细目	学习单元	课程内容	培训建议	课堂学时
2. 基础照护	2-2 护理协助	2-2-2 能使用冰袋等为高热老年人物理降温	(1) 使用冰袋为高热老年人物理降温 (2) 使用温水擦浴为高热老年人物理降温	(2) 为高热老年人物理降温	①沟通使用冰袋的目的 ②评估机体及用冷局部情况 ③准备用物 ④放置冰袋 ⑤整理用物 ⑥观察体温 4) 使用温水擦浴为高热老年人物理降温 ①沟通使用温水擦浴的目的 ②评估皮肤情况 ③准备用物 ④实施温水擦浴 ⑤整理用物 ⑥观察体温	(1) 方法：讲授法、案例教学法、演示法、实训（练习）法等 (2) 重点与难点：使用冰袋等为高热老年人物理降温	1
		2-2-3 能观察老年人使用冷热疗法的皮肤异常变化，记录并及时报告	观察、记录、报告冷热疗法皮肤的异常变化	(3) 冷热疗法的皮肤观察	1) 冷热疗后观察皮肤的方法 2) 观察老年人使用冷热疗法的皮肤异常变化，记录并及时报告 ①工作准备 ②沟通 ③观察皮肤异常变化 ④记录及报告	(1) 方法：讲授法、案例教学法、演示法、实训（练习）法等 (2) 重点与难点：观察老年人使用冷热疗法的皮肤异常变化，记录并及时报告	1
		2-2-4 能为老年人翻身，能观察皮肤变化，能识别Ⅰ度压疮并进行处理和报告	为老年人翻身、观察皮肤变化，并识别处理Ⅰ度压疮	(4) 识别及照护Ⅰ度压疮的老年人	1) 为老年人翻身观察皮肤的方法 2) Ⅰ度压疮的识别 3) Ⅰ度压疮的处理 4) 压疮预防知识	(1) 方法：讲授法、案例教学法、演示法、实训（练习）法等 (2) 重点与难点：为老年人翻身、观察皮肤变化、识别Ⅰ度压疮，并处理、报告	2

附录

续表

2.1.2 五级/初级职业技能培训要求				2.2.2 五级/初级职业技能培训课程规范			
职业功能模块（模块）	培训内容（课程）	技能目标	培训细目	学习单元	课程内容	培训建议	课堂学时
2. 基础照护	2-2 护理协助	2-2-4 能为老年人翻身，能观察皮肤变化，能识别Ⅰ度压疮并进行处理和报告	为老年人翻身、观察皮肤变化，并识别处理Ⅰ度压疮	（4）识别及照护Ⅰ度压疮的老年人	5）为老年人翻身、观察皮肤变化、识别Ⅰ度压疮，并处理、报告 ①工作准备 ②沟通 ③协助翻身 ④观察皮肤变化并识别Ⅰ度压疮 ⑤处理、记录并报告 ⑥整理用物	（1）方法：讲授法、案例教学法、演示法、实训（练习）法等 （2）重点与难点：为老年人翻身、观察皮肤变化、识别Ⅰ度压疮，并处理、报告	2
		2-2-5 能为老年人翻身、叩背促进排痰	为老年人翻身、叩背促进排痰	（5）翻身、叩背促进排痰的方法	1）叩背的目的及方法 2）为老年人翻身、叩背促进排痰 ①工作准备 ②沟通 ③协助翻身 ④叩背促进排痰 ⑤整理用物 ⑥记录排痰情况	（1）方法：讲授法、案例教学法、演示法、实训（练习）法等 （2）重点与难点：为老年人翻身、叩背促进排痰	2
	2-3 感染防控	2-3-1 能进行环境及物品的清洁	环境及物品清洁方法	（1）环境及物品清洁	1）感染防控的概念及重要性 2）环境及物品清洁的概念与重要性 3）环境及物品清洁的方法 ①工作准备 ②沟通 ③安置老年人 ④选择与配制清洁剂 ⑤清洁环境及物品 ⑥整理用物	（1）方法：讲授法、案例教学法、演示法、实训（练习）法等 （2）重点与难点：环境及物品清洁的方法	2

续表

2.1.2 五级/初级职业技能培训要求				2.2.2 五级/初级职业技能培训课程规范			
职业功能模块（模块）	培训内容（课程）	技能目标	培训细目	学习单元	课程内容	培训建议	课堂学时
2．基础照护	2-3 感染防控	2-3-2 能进行手部清洁	手部清洁	（2）手部清洁	1）快速消毒剂消毒手的方法 2）七步洗手法 ①洗手顺序 ②洗手注意事项	（1）方法：讲授法、案例教学法、演示法、实训（练习）法等 （2）重点与难点：手部清洁	1
3．康复服务	3-1 体位转换	3-1-1 能为老年人正确摆放体位	为老年人正确摆放体位	（1）为老年人正确摆放体位	1）良肢位的概念 2）良肢位摆放的目的 3）为老年人摆放床上正确体位 ①告知 ②评估 ③工作准备 ④摆放体位 ⑤整理、记录	（1）方法：讲授法、案例教学法、演示法、实训（练习）法等 （2）重点与难点：为老年人摆放床上正确体位	1
		3-1-2 能协助老年人进行各种体位的转换	（1）协助老年人床上翻身 （2）协助老年人从仰卧位到床边坐起 （3）协助老年人完成从坐到站、从站到坐的体位转换	（2）协助老年人转换体位	1）体位转换的概念 2）体位转换的目的 3）体位转换的原则 4）协助老年人床上翻身 ①告知 ②评估 ③工作准备 ④操作方法 ⑤整理、记录	（1）方法：讲授法、案例教学法、演示法、实训（练习）法等 （2）重点与难点：协助老年人转换体位	2

续表

2.1.2 五级/初级职业技能培训要求				2.2.2 五级/初级职业技能培训课程规范			
职业功能模块（模块）	培训内容（课程）	技能目标	培训细目	学习单元	课程内容	培训建议	课堂学时
3. 康复服务	3-1 体位转换	3-1-2 能协助老年人进行各种体位的转换	(1) 协助老年人床上翻身 (2) 协助老年人从仰卧位到床边坐起 (3) 协助老年人完成从坐到站、从站到坐的体位转换	(2) 协助老年人转换体位	5) 协助老年人从仰卧位到床边坐起 ①告知 ②评估 ③工作准备 ④操作方法 ⑤整理、记录 6) 协助老年人完成从坐到站、从站到坐的体位转换 ①告知 ②评估 ③工作准备 ④操作方法 ⑤整理、记录	(1) 方法：讲授法、案例教学法、演示法、实训（练习）法等 (2) 重点与难点：协助老年人转换体位	2
		3-1-3 能使用助行器、轮椅等辅助器具协助老年人转移	(1) 使用手杖协助老年人转移 (2) 使用步行器协助老年人转移 (3) 使用轮椅协助老年人转移 (4) 协助老年人完成床至轮椅的转移	(3) 使用助行器协助老年人转移	1) 助行器的概念与分类 2) 手杖的使用方法 3) 使用手杖协助老年人转移 4) 步行器的使用方法 5) 使用步行器协助老年人转移 6) 轮椅的使用方法 7) 使用轮椅协助老年人转移 8) 协助老年人完成床至轮椅的转移	(1) 方法：讲授法、案例教学法、演示法、实训（练习）法等 (2) 重点与难点：使用助行器协助老年人转移、使用助行器的风险因素的管控	2

续表

2.1.2 五级/初级职业技能培训要求				2.2.2 五级/初级职业技能培训课程规范			
职业功能模块（模块）	培训内容（课程）	技能目标	培训细目	学习单元	课程内容	培训建议	课堂学时
3. 康复服务	3-2 康乐活动	3-2-1 能示范、指导老年人手工活动	示范、指导老年人进行手工活动	(1) 示范、指导老年人进行手工活动	1）手工活动的概念 2）手工活动的目的 3）手工活动的分类 4）示范、指导老年人进行手工活动 ①告知 ②评估 ③工作准备 ④示范、实施活动 ⑤整理、记录	(1) 方法：讲授法、案例教学法、演示法等 (2) 重点与难点：示范、指导老年人进行手工活动	2
		3-2-2 能示范、指导老年人娱乐、游戏活动	示范、指导老年人进行娱乐游戏活动	(2) 示范、指导老年人进行娱乐游戏活动	1）娱乐游戏活动的作用 2）娱乐游戏活动的分类 3）示范、指导老年人进行娱乐游戏活动 ①告知 ②评估 ③工作准备 ④示范、实施活动 ⑤整理、记录	(1) 方法：讲授法、案例教学法、演示法等 (2) 重点与难点：示范、指导老年人进行娱乐游戏活动	2
课堂学时合计							49

附录3　四级/中级职业技能培训要求与课程规范对照表

2.1.3　四级/中级职业技能培训要求				2.2.3　四级/中级职业技能培训课程规范			
职业功能模块（模块）	培训内容（课程）	技能目标	培训细目	学习单元	课程内容	培训建议	课堂学时
1. 生活照护	1-1 清洁照护	1-1-1 能为老年人进行口腔清洁	为老年人进行口腔清洁	（1）为老年人进行口腔清洁	1）口腔清洁的概念 2）口腔清洁的目的 3）口腔清洁的适用范围及方法 4）老年人常见的口腔健康问题 5）用棉棒为老年人清洁口腔 ①沟通 ②评估 ③准备 ④检查口腔情况 ⑤用棉棒擦拭口腔 ⑥擦润唇油 ⑦整理、记录 6）用棉球为老年人清洁口腔 ①沟通 ②评估 ③准备 ④检查口腔情况 ⑤用棉球擦拭口腔 ⑥擦润唇油 ⑦清点棉球 ⑧整理、记录	（1）方法：讲授法、案例教学法、演示法、实训（练习）法等 （2）重点与难点：为老年人进行口腔清洁的方法	1
		1-1-2 能为老年人进行身体清洁，并处理特殊情况	为特殊情况老年人进行身体清洁	（2）为老年人进行身体清洁并处理特殊情况	1）有特殊情况的老年人身体清洁要点	（1）方法：讲授法、案例教学法、演示法、实训（练习）法等 （2）重点与难点：为糖尿病足老年人洗脚、为骨折老年人进行身体清洁	2

续表

2.1.3 四级/中级职业技能培训要求				2.2.3 四级/中级职业技能培训课程规范			
职业功能模块（模块）	培训内容（课程）	技能目标	培训细目	学习单元	课程内容	培训建议	课堂学时
1. 生活照护	1-1 清洁照护	1-1-2 能为老年人进行身体清洁，并处理特殊情况	为特殊情况老年人进行身体清洁	(2) 为老年人进行身体清洁并处理特殊情况	2) 为糖尿病足老年人洗脚 ①沟通 ②评估 ③准备 ④洗脚 ⑤擦润肤油 ⑥整理、记录　　3) 为骨折老年人进行身体清洁 ①沟通 ②评估 ③准备 ④协助进入浴室 ⑤淋浴前准备 ⑥淋浴 ⑦擦干更衣 ⑧整理、记录	(1) 方法：讲授法、案例教学法、演示法、实训（练习）法等 (2) 重点与难点：为糖尿病足老年人洗脚、为骨折老年人进行身体清洁	2
	1-2 饮食照护	1-2-1 能根据老年人疾病和特殊进食需求，选择进食类型和食品加工方式	老年人特殊饮食处理方式	(1) 老年人特殊饮食处理方式	1) 老年人进食类型及主要原则　2) 老年人食品加工基本方法　3) 适宜老年人的菜肴制作要求与注意事项	(1) 方法：讲授法、案例教学法、演示法、实训（练习）法等 (2) 重点与难点：适宜老年人的菜肴制作要求与注意事项	1
		1-2-2 能照护戴鼻饲管的老年人进食、进水	(1) 照护戴鼻饲管的老年人进食 (2) 照护戴鼻饲管的老年人进水	(2) 照护戴鼻饲管的老年人进食、进水	1) 鼻饲的概念及目的　2) 鼻饲液的种类、成分及特点　3) 老年人鼻饲适应证　4) 鼻饲用物　5) 胃管在胃内的判断方法	(1) 方法：讲授法、案例教学法、演示法、实训（练习）法等 (2) 重点与难点：鼻饲的概念及通过胃管进餐的照护	2

附录

续表

2.1.3 四级／中级职业技能培训要求				2.2.3 四级／中级职业技能培训课程规范			
职业功能模块（模块）	培训内容（课程）	技能目标	培训细目	学习单元	课程内容	培训建议	课堂学时
1. 生活照护	1-2 饮食照护	1-2-2 能照护戴鼻饲管的老年人进食、进水	(1) 照护戴鼻饲管的老年人进食 (2) 照护戴鼻饲管的老年人进水	(2) 照护戴鼻饲管的老年人进食、进水	6) 通过胃管进餐的照护 ①沟通 ②评估 ③准备 ④摆放体位 ⑤检查胃管 ⑥鼻饲 ⑦整理、记录	(1) 方法：讲授法、案例教学法、演示法、实训（练习）法等 (2) 重点与难点：鼻饲的概念及通过胃管进餐的照护	2
	1-3 排泄照护	1-3-1 能使用开塞露、人工取便及其他辅助方法协助老年人排便	(1) 使用开塞露协助老年人排便 (2) 为老年人人工取便	(1) 协助老年人使用开塞露	1) 老年人便秘概述 2) 老年人便秘的表现 3) 解除便秘的常用方法 4) 开塞露的用法及用量 5) 使用开塞露协助老年人排便的方法 ①沟通 ②评估 ③准备 ④摆放体位 ⑤肛注开塞露 ⑥整理、记录	(1) 方法：讲授法、案例教学法、演示法、实训（练习）法等 (2) 重点与难点：使用开塞露协助老年人排便的方法	1
				(2) 为老年人人工取便	1) 老年人排便不畅的常见原因 2) 人工取便的定义及适用对象 3) 人工取便的目的 4) 人工取便的方法 ①沟通 ②评估 ③准备 ④摆放体位 ⑤取便 ⑥整理、记录	(1) 方法：讲授法、案例教学法、演示法、实训（练习）法等 (2) 重点与难点：人工取便	1

四级／中级职业技能培训要求与课程规范对照表

续表

2.1.3 四级／中级职业技能培训要求				2.2.3 四级／中级职业技能培训课程规范			
职业功能模块（模块）	培训内容（课程）	技能目标	培训细目	学习单元	课程内容	培训建议	课堂学时
1．生活照护	1-3 排泄照护	1-3-2 能为人工造瘘的老年人更换造瘘袋	为肠造瘘老年人更换造瘘袋	（3）为肠造瘘老年人更换造瘘袋	1）肠造瘘概述 2）造瘘袋的种类 3）肠造瘘口的护理方法 4）为老年人更换两件式造瘘袋 ①沟通 ②评估 ③准备 ④更换造瘘袋 ⑤整理、记录	（1）方法：讲授法、案例教学法、演示法、实训（练习）法等 （2）重点与难点：为老年人更换两件式造瘘袋	2
		1-3-3 能观察留置导尿的老年人的尿量及颜色，标记异常并及时报告	留置尿管老年人尿液情况观察及报告	（4）留置尿管老年人尿液情况观察及报告	1）老年人正常尿液的量及性状 2）留置尿管老年人异常尿液观察内容 3）留置尿管老年人尿液观察要求 4）留置尿管老年人尿液异常的报告内容 5）留置尿管老年人尿液观察及报告 ①沟通 ②评估 ③准备 ④观察尿液情况 ⑤倾倒尿液 ⑥整理、记录	（1）方法：讲授法、案例教学法、演示法、实训（练习）法等 （2）重点与难点：留置尿管老年人尿液观察及报告	1
	1-4 睡眠照护	1-4-1 能识别影响老年人睡眠的环境因素，并提出改进建议	评估老年人睡眠环境	（1）评估老年人睡眠环境	1）老年人睡眠的特点 2）影响老年人睡眠的环境因素	（1）方法：讲授法、案例教学法、演示法、实训（练习）法等 （2）重点与难点：识别影响老年人睡眠的环境因素并提出改善建议	1

附录

续表

2.1.3 四级/中级职业技能培训要求				2.2.3 四级/中级职业技能培训课程规范			
职业功能模块（模块）	培训内容（课程）	技能目标	培训细目	学习单元	课程内容	培训建议	课堂学时
1.生活照护	1-4 睡眠照护	1-4-1 能识别影响老年人睡眠的环境因素，并提出改进建议	评估老年人睡眠环境	(1) 评估老年人睡眠环境	3) 识别影响老年人睡眠的环境因素并提出改善建议 ①沟通 ②评估 ③准备 ④评估居室环境 ⑤提出改进建议 ⑥整理、记录	(1) 方法：讲授法、案例教学法、演示法、实训（练习）法等 (2) 重点与难点：识别影响老年人睡眠的环境因素并提出改善建议	1
		1-4-2 能照护有睡眠障碍的老年人入睡	照护睡眠障碍老年人入睡	(2) 照护睡眠障碍老年人入睡	1) 睡眠障碍概述 2) 老年人常见的睡眠障碍的原因及表现 3) 老年人睡眠障碍的照料方法 4) 照护睡眠障碍老年人入睡 ①沟通 ②评估 ③准备 ④确定问题 ⑤决定采取的措施 ⑥照护睡眠 ⑦整理、记录	(1) 方法：讲授法、案例教学法、演示法、实训（练习）法等 (2) 重点与难点：照护睡眠障碍老年人入睡	2
		1-4-3 能指导老年人改变不良的睡眠习惯	指导老年人改变不良睡眠习惯	(3) 指导老年人改变不良睡眠习惯	1) 老年人常见不良睡眠习惯 2) 改善影响老年人睡眠不良习惯的方法	(1) 方法：讲授法、案例教学法、演示法、实训（练习）法等 (2) 重点与难点：指导老年人改变不良睡眠习惯	1

续表

2.1.3 四级/中级职业技能培训要求				2.2.3 四级/中级职业技能培训课程规范			
职业功能模块（模块）	培训内容（课程）	技能目标	培训细目	学习单元	课程内容	培训建议	课堂学时
1. 生活照护	1-4 睡眠照护	1-4-3 能指导老年人改变不良的睡眠习惯	指导老年人改变不良睡眠习惯	（3）指导老年人改变不良睡眠习惯	3）指导老年人改变不良睡眠习惯 ①沟通 ②评估 ③准备 ④确定问题 ⑤帮助指导 ⑥实施改善不良睡眠习惯计划 ⑦整理、记录	（1）方法：讲授法、案例教学法、演示法、实训（练习）法等 （2）重点与难点：指导老年人改变不良睡眠习惯	1
	1-5 环境清洁	1-5-1 能对老年人生活环境及常用物品进行清洁、消毒	（1）消毒剂擦拭消毒 （2）紫外线消毒灯消毒	（1）环境和常用物品清洁、消毒的方法	1）消毒剂消毒原理	（1）方法：讲授法、演示法、实训（练习）法等 （2）重点与难点：使用紫外线消毒灯消毒	1
					2）常见消毒剂配制和使用方法		
					3）消毒剂擦拭消毒 ①沟通 ②评估 ③准备 ④尽量协助老年人暂离所需清洁、消毒的生活环境 ⑤消毒 ⑥整理、记录		
					4）紫外线消毒灯消毒 ①沟通 ②评估 ③准备 ④尽量协助老年人暂离所需清洁、消毒的生活环境 ⑤使用紫外线消毒灯 ⑥整理、记录		

续表

2.1.3 四级/中级职业技能培训要求				2.2.3 四级/中级职业技能培训课程规范			
职业功能模块（模块）	培训内容（课程）	技能目标	培训细目	学习单元	课程内容	培训建议	课堂学时
1. 生活照护	1-5 环境清洁	1-5-2 能对感染的老年人进行床旁消毒隔离	空气消毒机进行床旁消毒	(2) 床旁消毒的基本方法和操作要点	1) 床旁消毒隔离和基本方法 2) 空气消毒机操作方法	(1) 方法：讲授法、演示法、实训（练习）法等 (2) 重点与难点：使用空气消毒机进行床旁消毒	1
		1-5-3 能对垃圾进行分类和处理	垃圾分类处理方法	(3) 垃圾分类处理方法	1) 垃圾分类方法 2) 垃圾处理 ①准备收集工具 ②分类收集垃圾 ③处理垃圾方法 ④注意事项	(1) 方法：讲授法 (2) 重点与难点：垃圾处理方法	1
2. 基础照护	2-1 体征观测	2-1-1 能为老年人测量生命体征并观察、记录	(1) 脉搏短绌的测量方法及记录 (2) 异常呼吸观察及记录 (3) 异常血压观察及记录	(1) 老年人生命体征的测量与记录	1) 发热类型划分 2) 对高热老年人的观察要点 3) 异常脉搏、血压、呼吸观察及记录 4) 脉搏短绌的特点、测量方法及记录 5) 异常呼吸的特点及种类	(1) 方法：讲授法、案例教学法、演示法、实训（练习）法等 (2) 重点与难点：为老年人测量生命体征并观察、记录	1
		2-1-2 能为老年人测量体重并记录	为老年人测量体重及记录	(2) 老年人体重的测量与记录	1) 测量体重的重要性、影响老年人体重变化的因素 2) 为老年人测量体重并记录	(1) 方法：讲授法、案例教学法、演示法、实训（练习）法等 (2) 重点与难点：为老年人测量体重并记录	1

续表

2.1.3 四级/中级职业技能培训要求				2.2.3 四级/中级职业技能培训课程规范			
职业功能模块（模块）	培训内容（课程）	技能目标	培训细目	学习单元	课程内容	培训建议	课堂学时
2. 基础照护	2-1 体征观测	2-1-3 能为老年人测量血糖并观察、记录	为老年人测量血糖及记录	（3）老年人血糖的测量与记录	1）血糖的概述 2）老年人血糖的特点 3）血糖测量的意义 4）为老年人测量血糖并记录 ①沟通测量目的 ②评估合作程度 ③准备测量血糖的仪器 ④选择正确的时间及方法实施血糖测量 ⑤整理用物 ⑥记录测量数值及异常报告	（1）方法：讲授法、案例教学法、演示法、实训（练习）法等 （2）重点与难点：为老年人测量血糖并记录	1
	2-2 用药照护	2-2-1 能协助老年人口服用药，观察老年人用药后的反应并及时报告	协助老年人口服用药	（1）协助老年人口服用药	1）口服药的定义及剂型 2）口服用药后的不良反应 3）协助老年人口服用药，观察老年人用药后的反应并及时报告 ①准备药物、用物 ②沟通核对 ③协助服药 ④整理用物 ⑤观察记录 ⑥异常报告 ⑦注意事项	（1）方法：讲授法、案例教学法、演示法、实训（练习）法等 （2）重点与难点：协助老年人口服用药的方法，观察老年人用药后的反应并及时报告	1

续表

2.1.3 四级／中级职业技能培训要求				2.2.3 四级／中级职业技能培训课程规范			
职业功能模块（模块）	培训内容（课程）	技能目标	培训细目	学习单元	课程内容	培训建议	课堂学时
2. 基础照护	2-2 用药照护	2-2-2 能观察老年人使用胰岛素后的血糖异常变化	观察老年人使用胰岛素后的血糖异常变化	（2）老年人使用胰岛素后的血糖观察	1）糖尿病的概念及特点 2）观察老年人使用胰岛素后的血糖异常变化 ①工作准备 ②观察沟通 ③监测核实 ④异常报告 ⑤记录 ⑥注意事项	（1）方法：讲授法、案例教学法、演示法、实训（练习）法等 （2）重点与难点：观察老年人使用胰岛素后的血糖异常变化	1
	2-3 风险应对	2-3-1 能识别老年人跌倒、压疮、走失、噎食、误吸、烫伤、冻伤、中毒、中暑的风险，及时报告并提供风险预防的措施	（1）跌倒的风险识别及预防措施 （2）压疮的风险识别及预防措施 （3）走失的风险识别及预防措施 （4）噎食的风险识别及预防措施 （5）误吸和窒息的风险识别及预防措施 （6）烫伤的风险识别及预防措施 （7）冻伤的风险识别及预防措施 （8）中毒的风险识别及预防措施 （9）中暑的风险识别及预防措施	（1）老年人风险识别与预防措施	1）跌倒的风险识别及预防措施 2）压疮的风险识别及预防措施 3）走失的风险识别及预防措施 4）噎食的风险识别及预防措施 5）误吸和窒息的风险识别及预防措施 6）烫伤的风险识别及预防措施 7）冻伤的风险识别及预防措施 8）中毒的风险识别及预防措施 9）中暑的风险识别及预防措施	（1）方法：讲授法、案例教学法、演示法、实训（练习）法等 （2）重点与难点：识别老年人跌倒、压疮、走失、噎食、误吸、烫伤、冻伤、中毒、中暑风险，及时报告并提供风险预防的措施	2

四级／中级职业技能培训要求与课程规范对照表

续表

2.1.3 四级／中级职业技能培训要求				2.2.3 四级／中级职业技能培训课程规范			
职业功能模块（模块）	培训内容（课程）	技能目标	培训细目	学习单元	课程内容	培训建议	课堂学时
2. 基础照护	2-3 风险应对	2-3-2 能发现老年人跌倒、急性创伤、肌肉骨骼关节损伤等，并立即报告	发现老年人跌倒、急性创伤、肌肉骨骼关节损伤等并及时报告	（2）老年人跌倒的应对	1）跌倒的表现 2）急性创伤的表现 3）肌肉骨骼关节损伤的表现 4）发现老年人跌倒、急性创伤、肌肉骨骼关节损伤等，并及时报告 ①工作准备 ②观察沟通 ③记录、报告 ④注意事项	（1）方法：讲授法、案例教学法、演示法、实训（练习）法等 （2）重点与难点：发现老年人跌倒、急性创伤、肌肉骨骼关节损伤等并及时报告	2
	2-4 护理协助	2-4-1 能观察和识别胃管、尿管、气管切开及造瘘口的异常情况，及时记录和报告	（1）观察和识别胃管的异常情况，及时记录和报告 （2）观察和识别尿管的异常情况，及时记录和报告 （3）观察和识别气管切开的异常情况，及时记录和报告 （4）观察和识别造瘘口的异常情况，及时记录和报告	（1）留置胃管和留置尿管的观察	1）留置胃管的异常情况观察 2）观察和识别老年人留置胃管异常的情况，及时记录和报告 ①准备工作 ②沟通观察 ③检查胃管 ④异常报告 ⑤整理用物 ⑥记录 ⑦注意事项 3）留置尿管异常情况观察 4）观察和识别留置尿管异常情况，及时记录和报告 ①准备工作 ②沟通观察 ③检查尿管 ④异常报告 ⑤整理用物 ⑥记录 ⑦注意事项	（1）方法：讲授法、案例教学法、演示法、实训（练习）法等 （2）重点与难点：观察和识别胃管、尿管的异常情况，及时记录和报告	1

续表

2.1.3 四级/中级职业技能培训要求				2.2.3 四级/中级职业技能培训课程规范			
职业功能模块（模块）	培训内容（课程）	技能目标	培训细目	学习单元	课程内容	培训建议	课堂学时
2. 基础照护	2-4 护理协助	2-4-1 能观察和识别胃管、尿管、气管切开及造瘘口的异常情况，及时记录和报告	（1）观察和识别胃管的异常情况，及时记录和报告 （2）观察和识别尿管的异常情况，及时记录和报告 （3）观察和识别气管切开的异常情况，及时记录和报告 （4）观察和识别造瘘口的异常情况，及时记录和报告	（2）气管切开和造瘘口的观察	1）气管切开异常情况表现 2）观察和识别气管切开异常情况，及时记录和报告 ①工作准备 ②沟通观察 ③检查套管固定及伤口情况 ④吸痰 ⑤更换敷料 ⑥整理用物 ⑦记录、报告 ⑧注意事项 3）造瘘口的异常情况观察 4）观察和识别造瘘口异常情况，及时记录和报告 ①工作准备 ②沟通观察 ③检查造瘘口 ④整理用物 ⑤记录、报告 ⑥注意事项	（1）方法：讲授法、案例教学法、演示法、实训（练习）法等 （2）重点与难点：观察和识别气管切开、造瘘口的异常情况，及时记录和报告	1
		2-4-2 能为老年人留取二便标本	（1）留取尿标本 （2）留取便标本	（3）二便标本留取的方法	1）大小便标本采集的目的 2）标本采集的原则 3）为老年人留取尿标本 ①准备标本容器 ②沟通留取标本目的 ③采集尿标本 ④送检标本 ⑤整理、记录 ⑥注意事项	（1）方法：讲授法、案例教学法、演示法、实训（练习）法等 （2）重点与难点：为老年人留取尿标本、为老年人留取便标本	1

四级 / 中级职业技能培训要求与课程规范对照表

续表

2.1.3 四级/中级职业技能培训要求				2.2.3 四级/中级职业技能培训课程规范			
职业功能模块（模块）	培训内容（课程）	技能目标	培训细目	学习单元	课程内容	培训建议	课堂学时
2. 基础照护	2-4 护理协助	2-4-2 能为老年人留取二便标本	(1) 留取尿标本 (2) 留取便标本	(3) 二便标本留取的方法	4）为老年人留取便标本 ①准备标本容器 ②沟通留取标本目的 ③采集便标本 ④送检标本 ⑤整理、记录 ⑥注意事项	(1) 方法：讲授法、案例教学法、演示法、实训（练习）法等 (2) 重点与难点：为老年人留取尿标本、为老年人留取便标本	1
		2-4-3 能陪同老年人就医	陪同老年人就医	(4) 陪同就医	1）陪同就医的重要性	(1) 方法：讲授法、案例教学法、演示法、实训（练习）法等 (2) 重点与难点：陪同就医的基本内容和流程	1
					2）陪同就医的基本内容和流程		
					3）陪同老年人就医流程 ①就医准备 ②沟通就医时间及交通工具 ③实施陪同诊疗 ④整理出行物品、药物保存方法 ⑤注意事项		
		2-4-4 能协助对Ⅱ度压疮老年人进行照护	协助对Ⅱ度压疮老年人进行照护	(5) 协助照护Ⅱ度压疮老年人	1）Ⅱ度压疮的临床表现	(1) 方法：讲授法、案例教学法、演示法、实训（练习）法等 (2) 重点与难点：协助对Ⅱ度压疮老年人进行照护	1
					2）Ⅱ度压疮的护理		
					3）减压装置的选择		
					4）协助对Ⅱ度压疮老年人进行照护 ①工作准备 ②沟通照护的方法 ③摆放体位、评估压疮变化 ④查看皮肤变化并采取预防感染措施 ⑤整理用物 ⑥处理、记录并报告 ⑦注意事项		

续表

2.1.3 四级/中级职业技能培训要求				2.2.3 四级/中级职业技能培训课程规范			
职业功能模块（模块）	培训内容（课程）	技能目标	培训细目	学习单元	课程内容	培训建议	课堂学时
2. 基础照护	2-5 感染防控	能进行老年人常见传染病的预防	（1）预防老年人常见传染病 （2）对接触感染的老年人进行床旁隔离	老年人常见传染病的预防和床旁隔离	1）流感概述 2）新型冠状病毒肺炎 3）预防老年人常见传染病 ①发现可疑传染病及时报告 ②实施隔离措施，切断传染途径 ③加强锻炼 ④实施良好生活习惯 ⑤注意事项 4）床旁隔离的概念 5）床旁隔离要求 6）对接触感染的老年人进行床旁消毒隔离 ①沟通隔离目的 ②评估传染风险 ③实施床旁隔离措施 ④注意事项	（1）方法：讲授法、案例教学法、演示法、实训（练习）法等 （2）重点与难点：预防老年人常见传染病、对接触感染的老年人进行床旁消毒隔离	2
	2-6 失智照护	2-6-1 能识别和应对失智老年人的常见异常行为	（1）失智老年人常见异常行为识别 （2）失智老年人常见异常行为的应对	（1）失智老年人常见异常行为的识别	1）记忆力减退 2）定向力障碍 3）语言障碍 4）计算能力下降 5）理解力和判断力下降 6）行为与人格障碍	（1）方法：讲授法、案例教学法、演示法、实训（练习）法等 （2）重点与难点：失智老年人常见异常行为的应对方法	2

四级／中级职业技能培训要求与课程规范对照表

续表

2.1.3 四级/中级职业技能培训要求				2.2.3 四级/中级职业技能培训课程规范			
职业功能模块（模块）	培训内容（课程）	技能目标	培训细目	学习单元	课程内容	培训建议	课堂学时
2. 基础照护	2-6 失智照护	2-6-1 能识别和应对失智老年人的常见异常行为	(1) 失智老年人常见的异常行为识别 (2) 失智老年人常见异常行为的应对	(1) 失智老年人常见异常行为的识别	7) 行动障碍	(1) 方法：讲授法、案例教学法、演示法、实训（练习）法等 (2) 重点与难点：失智老年人常见异常行为的应对方法	2
					8) 失智老年人异常行为的应对方法		
		2-6-2 能为失智老年人提供安全的环境	为失智老年人提供安全的环境	(2) 为失智老年人提供安全的环境	1) 行走路线无障碍物	(1) 方法：讲授法、案例教学法、演示法、实训（练习）法等 (2) 重点与难点：安全环境要求	1
					2) 出入口设计隐蔽		
					3) 危险物品避开放置		
					4) 做好门窗、阳台的安全措施		
					5) 地面防滑处理及阳角软包		
					6) 识别定向力障碍老年人的异常行为并采取应对措施 ①工作准备 ②沟通引导 ③评估行为 ④实施认知训练 ⑤整理用物 ⑥记录训练主题 ⑦注意事项		
	2-7 安宁服务	2-7-1 能对临终老年人提供沟通和陪伴	临终老年人的沟通和陪伴	(1) 临终老年人的照护	1) 安宁照护的概述	(1) 方法：讲授法、案例教学法、演示法、实训（练习）法等 (2) 重点与难点：对临终老年人提供沟通和陪伴	1
					2) 安慰临终老年人的常用方法		
					3) 对临终老年人提供沟通和陪伴 ①工作准备 ②与老年人及家属沟通 ③评估权益要求与遗愿 ④实施陪伴安抚 ⑤注意事项		

141

续表

2.1.3 四级/中级职业技能培训要求				2.2.3 四级/中级职业技能培训课程规范			
职业功能模块（模块）	培训内容（课程）	技能目标	培训细目	学习单元	课程内容	培训建议	课堂学时
2. 基础照护	2-7 安宁服务	2-7-2 能进行遗体清洁、遗物整理	遗体清洁、遗物整理	(2) 善终照护	1) 遗体照料 2) 整理遗物 3) 遗体清洁、遗物整理 ①工作准备 ②与家属沟通 ③实施遗体料理 ④整理遗物并记录 ⑤注意事项	(1) 方法：讲授法、案例教学法、演示法、实训（练习）法等 (2) 重点与难点：遗体清洁、遗物整理	1
		2-7-3 能进行终末消毒	终末消毒方法	(3) 终末消毒	1) 终末消毒的概念 2) 终末消毒的方法 ①工作准备 ②整理用物 ③消毒 ④更换被褥 ⑤注意事项	(1) 方法：讲授法、案例教学法、演示法、实训（练习）法等 (2) 重点与难点：终末消毒	1
3. 康复服务	3-1 康乐活动	3-1-1 能组织老年人开展文娱性康乐活动	引导老年人参与文娱性康乐活动	(1) 文娱性康乐活动的开展	1) 老年人文娱性康乐活动的概述 2) 老年人参与文娱性康乐活动的作用 3) 老年人文娱性康乐活动的开展流程 4) 引导老年人参与文娱性康乐活动的流程 ①告知 ②评估 ③工作准备 ④讲解、实施活动 ⑤记录、评估 ⑥注意事项	(1) 方法：讲授法、案例教学法、演示法、实训（练习）法等 (2) 重点与难点：引导老年人参与文娱性康乐活动	1

续表

2.1.3 四级/中级职业技能培训要求				2.2.3 四级/中级职业技能培训课程规范			
职业功能模块（模块）	培训内容（课程）	技能目标	培训细目	学习单元	课程内容	培训建议	课堂学时
3. 康复服务	3-1 康乐活动	3-1-2 能指导老年人使用简易健身器材进行活动	指导老年人使用简易健身器材进行活动	（2）指导老年人使用简易健身器材进行活动	1）健身器材的概述 2）健身器材的种类 3）健身器材的使用原则 4）指导老年人使用简易健身器材进行活动的流程 ①告知 ②评估 ③工作准备 ④准备、热身 ⑤示范、辅助 ⑥反馈、记录 ⑦注意事项	（1）方法：讲授法、案例教学法、演示法、实训（练习）法等 （2）重点与难点：指导老年人使用简易健身器材进行活动	1
		3-1-3 能应用音乐、园艺、益智类游戏等活动照护失智老年人	（1）引导失智老年人参与音乐活动 （2）引导失智老年人参与园艺活动 （3）引导失智老年人参与益智类游戏	（3）应用音乐、园艺、益智类游戏等活动照护失智老年人	1）失智症的康复疗法和非药物疗法的作用 2）音乐疗法 3）园艺疗法 4）益智类游戏 5）引导失智老年人参与音乐活动 ①告知 ②评估并制订计划 ③工作准备 ④实施音乐活动 ⑤整理、记录 ⑥注意事项	（1）方法：讲授法、案例教学法、演示法、实训（练习）法等 （2）重点与难点：应用音乐、园艺、益智类游戏等活动照护失智老年人	1

附录

续表

2.1.3 四级/中级职业技能培训要求				2.2.3 四级/中级职业技能培训课程规范			
职业功能模块（模块）	培训内容（课程）	技能目标	培训细目	学习单元	课程内容	培训建议	课堂学时
3. 康复服务	3-1 康乐活动	3-1-3 能应用音乐、园艺、益智类游戏等活动照护失智老年人	(1) 引导失智老年人参与音乐活动 (2) 引导失智老年人参与园艺活动 (3) 引导失智老年人参与益智类游戏	(3) 应用音乐、园艺、益智类游戏等活动照护失智老年人	6) 引导失智老年人参与园艺活动 ①告知 ②评估并制订计划 ③工作准备 ④实施园艺活动 ⑤整理、记录 ⑥注意事项	(1) 方法：讲授法、案例教学法、演示法、实训（练习）法等 (2) 重点与难点：应用音乐、园艺、益智类游戏等活动照护失智老年人	1
					7) 引导失智老年人参与益智类游戏 ①告知 ②评估并制订计划 ③工作准备 ④开展益智游戏 ⑤整理、记录 ⑥注意事项		
	3-2 功能促进	3-2-1 能指导老年人进行日常生活活动训练	(1) 指导偏瘫老年人进行家务活动训练 (2) 指导老年人进行社会活动训练	(1) 日常生活活动训练的基本知识和方法	1) 日常生活活动的分类	(1) 方法：讲授法、案例教学法、演示法、实训（练习）法等 (2) 重点与难点：日常生活活动训练的基本知识和方法	1
					2) 日常生活活动训练的目的		
					3) 日常生活活动训练的内容		
					4) 指导偏瘫老年人进行家务活动训练 ①告知 ②评估并制订活动计划 ③工作准备 ④操作方法 ⑤整理、记录 ⑥注意事项		

续表

2.1.3 四级/中级职业技能培训要求				2.2.3 四级/中级职业技能培训课程规范			
职业功能模块（模块）	培训内容（课程）	技能目标	培训细目	学习单元	课程内容	培训建议	课堂学时
3. 康复服务	3-2 功能促进	3-2-1 能指导老年人进行日常生活活动训练	（1）指导偏瘫老年人进行家务活动训练 （2）指导老年人进行社会活动训练	（1）日常生活活动训练的基本知识和方法	5）指导老年人进行社会活动训练 ①告知 ②评估并制订活动计划 ③工作准备 ④操作方法 ⑤整理、记录 ⑥注意事项	（1）方法：讲授法、案例教学法、演示法、实训（练习）法等 （2）重点与难点：日常生活活动训练的基本知识和方法	1
		3-2-2 能协助压力性尿失禁老年人进行功能训练	协助压力性尿失禁老年人进行功能训练	（2）协助压力性尿失禁老年人进行功能训练	1）压力性尿失禁的定义 2）老年人压力性尿失禁的主要原因 3）压力性尿失禁的主要临床表现 4）协助压力性尿失禁老年人进行功能训练的流程 ①告知 ②评估 ③工作准备 ④操作方法 ⑤注意事项	（1）方法：讲授法、案例教学法、演示法、实训（练习）法等 （2）重点与难点：协助压力性尿失禁老年人进行功能训练	1
		3-2-3 能指导老年人使用简易康复器材进行活动或训练	指导老年人使用简易康复器材进行活动	（3）指导老年人使用简易康复器材进行活动	1）康复器材的概述 2）简易康复器材的作用 3）常用简易康复器材及使用方法 4）指导老年人使用简易康复器材进行活动的流程 ①告知 ②评估 ③工作准备 ④示范、辅助 ⑤反馈、记录 ⑥注意事项	（1）方法：讲授法、案例教学法、演示法、实训（练习）法等 （2）重点与难点：指导老年人使用简易康复器材进行活动	1

续表

2.1.3 四级/中级职业技能培训要求				2.2.3 四级/中级职业技能培训课程规范			
职业功能模块（模块）	培训内容（课程）	技能目标	培训细目	学习单元	课程内容	培训建议	课堂学时
3. 康复服务	3-2 功能促进	3-2-4 能指导老年人进行坐位或站立位的平衡训练	(1) 指导偏瘫老年人进行坐位的平衡功能训练 (2) 指导偏瘫老年人进行站立位的平衡训练	(4) 老年人坐位或站立位的平衡训练	1) 平衡的概念 2) 平衡的分类 3) 平衡训练的原则 4) 指导偏瘫老年人进行坐位的平衡功能训练 ①告知 ②评估并制订计划 ③工作准备 ④坐位平衡训练 ⑤整理、记录 ⑥注意事项 5) 指导偏瘫老年人进行站立位的平衡训练 ①告知 ②评估并制订计划 ③工作准备 ④站立位平衡训练 ⑤整理、记录 ⑥注意事项	(1) 方法：讲授法、案例教学法、演示法、实训（练习）法等 (2) 重点与难点：指导偏瘫老年人进行坐位或站立位平衡训练	1
		3-2-5 能指导老年人使用日常生活类辅助器具	指导老年人使用日常生活类辅助器具	(5) 日常生活类辅助器具及使用	1) 日常生活类辅助器具的概念 2) 老年人日常生活类辅助器具的种类及功能 3) 选择日常生活类辅助器具的原则 4) 指导老年人使用日常生活类辅助器具 ①告知 ②评估并制订计划 ③工作准备 ④指导训练 ⑤整理、记录 ⑥注意事项	(1) 方法：讲授法、案例教学法、演示法、实训（练习）法等 (2) 重点与难点：指导老年人使用日常生活类辅助器具	1

续表

2.1.3 四级/中级职业技能培训要求				2.2.3 四级/中级职业技能培训课程规范			
职业功能模块（模块）	培训内容（课程）	技能目标	培训细目	学习单元	课程内容	培训建议	课堂学时
3．康复服务	3-2 功能促进	3-2-6 能根据老年人的身体情况选择适当的助行器、轮椅等辅助器具	根据老年人的身体情况选择适当的助行器、轮椅等辅助器具	（6）助行器、轮椅的选择	1）助行器的选择 2）轮椅的选择	（1）方法：讲授法、案例教学法、演示法、实训（练习）法等 （2）重点与难点：助行器、轮椅等辅助器具的选择	1
4．心理支持	4-1 沟通交流	4-1-1 能与老年人和家属沟通	（1）老年人入住机构时的沟通 （2）组织老年人参与日常活动时的沟通 （3）与老年人家属的沟通	（1）与老年人和家属沟通	1）沟通交流的类型及方法 2）沟通交流的程序 3）沟通交流的注意事项 4）老年人入住机构时的沟通 ①入住登记 ②告知体检 ③入住评估 ④通知入住 ⑤办理入住 ⑥注意事项 5）组织老年人参与日常活动时的沟通 ①活动邀请 ②活动过程中的沟通 ③活动结束时的沟通 ④注意事项 6）与老年人家属沟通交流的类型 7）与老年人家属的沟通交流 ①资料准备 ②自我介绍 ③说明来意 ④充分交流 ⑤结束谈话 ⑥注意事项	（1）方法：讲授法、案例教学法、演示法等 （2）重点与难点：与老年人和家属沟通	1

续表

2.1.3 四级/中级职业技能培训要求				2.2.3 四级/中级职业技能培训课程规范			
职业功能模块（模块）	培训内容（课程）	技能目标	培训细目	学习单元	课程内容	培训建议	课堂学时
4. 心理支持	4-1 沟通交流	4-1-2 能与团队成员沟通	与团队成员的沟通	(2) 与团队成员的沟通	1) 与上级的沟通交流 2) 与平级的沟通交流 3) 与团队成员的沟通交流 ①沟通准备 ②预约沟通 ③充分交流 ④结束谈话 ⑤注意事项	(1) 方法：讲授法、案例教学法、演示法、角色扮演法等 (2) 重点与难点：与团队成员的沟通	1
	4-2 精神慰藉	4-2-1 能观察老年人的情绪和行为变化	观察老年人的情绪和行为变化的方法	(1) 观察老年人的情绪和行为变化	1) 老年人情绪变化特点 2) 老年人常见消极情绪 3) 老年人行为变化特点 4) 老年人常见消极行为 5) 临终老年人的情绪和心理状态 6) 观察老年人情绪和行为的变化及方法 ①制订工作计划 ②选择观察指标 ③征求当事人或家属确认 ④制作或准备观察工具 ⑤进入观察现场，能运用观察方法收集资料 ⑥整理资料，评估结果 ⑦注意事项	(1) 方法：讲授法、案例教学法、演示法等 (2) 重点与难点：观察老年人的情绪和行为变化，观察临终老年人的情绪和心理状态	1

续表

2.1.3 四级/中级职业技能培训要求				2.2.3 四级/中级职业技能培训课程规范			
职业功能模块（模块）	培训内容（课程）	技能目标	培训细目	学习单元	课程内容	培训建议	课堂学时
4．心理支持	4-2 精神慰藉	4-2-2 能识别老年人情绪和行为变化的原因和方法	识别老年人情绪和行为变化的原因和方法	(2) 识别老年人情绪和行为变化的原因和方法	1) 老年人情绪变化的原因 2) 老年人行为变化的原因 3) 运用同理心对老年人进行精神慰藉 ①资料收集 ②和老年人建立信任关系，预约访谈 ③实施访谈 ④确定识别方法 ⑤指导老年人识别不合理信念 ⑥记录、整理、评估访谈结果	(1) 方法：讲授法、案例教学法、演示法等 (2) 重点与难点：识别老年人情绪和行为变化的原因及方法	2
课堂学时合计							54

附录4 三级/高级职业技能培训要求与课程规范对照表

2.1.4 三级/高级职业技能培训要求				2.2.4 三级/高级职业技能培训课程规范			
职业功能模块（模块）	培训内容（课程）	技能目标	培训细目	学习单元	课程内容	培训建议	课堂学时
1．基础照护	1-1 用药照护	1-1-1 能喂老年人口服药，观察用药后的不良反应并记录	喂老年人口服药	(1) 给老年人喂口服药	1) 口服用药后的观察 2) 老年人的生理特点及用药原则 3) 喂老年人口服药 ①准备药物、用物 ②沟通服药目的及方法	(1) 方法：讲授法、案例教学法、演示法等 (2) 重点与难点：喂老年人口服药	1

附录

续表

2.1.4 三级/高级职业技能培训要求				2.2.4 三级/高级职业技能培训课程规范			
职业功能模块（模块）	培训内容（课程）	技能目标	培训细目	学习单元	课程内容	培训建议	课堂学时
1. 基础照护	1-1 用药照护	1-1-1 能喂老年人口服药，观察用药后的不良反应并记录	喂老年人口服药	(1) 给老年人喂口服药	③评估合作程度 ④实施喂口服药 ⑤整理用物 ⑥观察不良反应并记录 ⑦注意事项	(1) 方法：讲授法、案例教学法、演示法等 (2) 重点与难点：喂老年人口服药	1
		1-1-2 能为老年人使用滴眼、耳、鼻等外用药，观察用药后的不良反应并记录	为老年人使用滴眼、滴耳、滴鼻剂	(2) 为老年人使用滴眼、耳、鼻外用药	1) 滴眼剂的使用方法 2) 眼膏的使用方法 3) 滴鼻剂的使用方法 4) 滴耳剂的使用方法 5) 为老年人使用滴眼、耳、鼻等外用药 ①准备药物、用物 ②沟通用药目的及方法 ③评估合作程度 ④使用滴眼剂、眼膏、滴耳剂、滴鼻剂 ⑤整理用物 ⑥观察老年人用药后的不良反应并记录 ⑦注意事项	(1) 方法：讲授法、案例教学法、演示法等 (2) 重点与难点：为老年人使用滴眼、耳、鼻等外用药	1
	1-2 风险应对	1-2-1 能评估老年人跌倒、压疮、走失、噎食、误吸、烫伤、冻伤、中毒、中暑的风险，并制订出风险预防的措施及不良事件分析	(1) 跌倒的预防措施、风险评估与应对处理 (2) 压疮的预防措施、风险评估与应对处理 (3) 走失的预防措施、风险评估与应对处理	(1) 老年人风险的预防措施、风险评估与应对处理	1) 跌倒的预防措施、风险评估与应对处理 2) 压疮的预防措施、风险评估与应对处理 3) 走失的预防措施、风险评估与应对处理	(1) 方法：讲授法、案例教学法等 (2) 重点与难点：评估老年人风险并制订预防措施	2

续表

2.1.4 三级/高级职业技能培训要求					2.2.4 三级/高级职业技能培训课程规范			
职业功能模块（模块）	培训内容（课程）	技能目标	培训细目	学习单元	课程内容	培训建议	课堂学时
1. 基础照护	1-2 风险应对	1-2-1 能评估老年人跌倒、压疮、走失、噎食、误吸、烫伤、冻伤、中毒、中暑的风险，并制订出风险预防的措施及不良事件分析	（4）噎食的预防措施、风险评估与应对处理 （5）误吸的预防措施、风险评估与应对处理 （6）烫伤的预防措施、风险评估与应对处理 （7）冻伤的预防措施、风险评估与应对处理 （8）中毒的预防措施、风险评估与应对处理 （9）中暑的预防措施、风险评估与应对处理	（1）老年人风险预防措施、风险评估与应对处理	4）噎食的预防措施、风险评估与应对处理 5）误吸的预防措施、风险评估与应对处理 6）烫伤的预防措施、风险评估与应对处理 7）冻伤的预防措施、风险评估与应对处理 8）中毒的预防措施、风险评估与应对处理 9）中暑的预防措施、风险评估与应对处理	（1）方法：讲授法、案例教学法等 （2）重点与难点：评估老年人风险并制订预防措施	2
		1-2-2 能发现老年人急性创伤、肌肉骨骼关节损伤等，并做出初步应急处置	（1）急性创伤的评估和应急处置 （2）肌肉骨骼关节损伤的评估和应急处置	（2）急性创伤、肌肉骨骼关节损伤等的初步应急处置方法	1）急性创伤的评估和应急处置方法 2）肌肉骨骼关节损伤的评估和应急处置方法 3）老年人急性创伤、肌肉骨骼关节损伤等的发现和初步应急处置流程 ①立即报告，了解受伤原因 ②评估伤情 ③准备初步处理的用物 ④急性创伤、肌肉骨骼关节损伤应急处置 ⑤观察记录 ⑥注意事项	（1）方法：讲授法、案例教学法、演示法等 （2）重点与难点：老年人急性创伤、肌肉骨骼关节损伤的初步应急处置方法	2

续表

2.1.4 三级/高级职业技能培训要求				2.2.4 三级/高级职业技能培训课程规范			
职业功能模块（模块）	培训内容（课程）	技能目标	培训细目	学习单元	课程内容	培训建议	课堂学时
1．基础照护	1-2 风险应对	1-2-3 能配合医务人员对急救老年人进行安全转运	配合医务人员对急救老年人进行安全转运	(3) 配合急救转运	1) 转运车概述 ①转运车的类型 ②转运车的选择	(1) 方法：讲授法、案例教学法、演示法等 (2) 重点与难点：配合医务人员对急救老年人进行安全转运	1
					2) 使用转运车转运老年人的方法		
					3) 使用转运平车的注意事项		
					4) 搬运骨折老年人的方法及注意事项		
					5) 配合医务人员对急救老年人进行安全转运的流程 ①与医务人员沟通及告知家属 ②评估伤情，选择转运工具 ③准备初步处理的物品及转运工具 ④配合包扎固定、摆放体位及转运 ⑤观察记录 ⑥注意事项		
	1-3 护理协助	1-3-1 能协助进行Ⅲ度压疮老年人的照护	协助进行Ⅲ度压疮老年人的照护	(1) 协助照护Ⅲ度压疮老年人	1) Ⅲ度压疮的临床表现	(1) 方法：讲授法、案例教学法、演示法等 (2) 重点与难点：能协助进行Ⅲ度压疮老年人照护	2
					2) Ⅲ度压疮老年人的照护方法		
					3) 协助进行Ⅲ度压疮老年人照护 ①准备换药包、药液 ②告知创面处理的方法		

三级／高级职业技能培训要求与课程规范对照表

续表

2.1.4 三级/高级职业技能培训要求				2.2.4 三级/高级职业技能培训课程规范			
职业功能模块（模块）	培训内容（课程）	技能目标	培训细目	学习单元	课程内容	培训建议	课堂学时
1. 基础照护	1-3 护理协助	1-3-1 能协助进行Ⅲ度压疮老年人的照护	协助进行Ⅲ度压疮老年人的照护	（1）协助照护Ⅲ度压疮老年人	③评估局部与全身皮肤变化 ④清洁创面、除腐生新 ⑤整理用物 ⑥记录、报告 ⑦注意事项	（1）方法：讲授法、案例教学法、演示法等 （2）重点与难点：能协助进行Ⅲ度压疮老年人照护	2
		1-3-2 能对老年人提供雾化吸入、口腔吸痰、吸氧操作	（1）为老年人提供雾化吸入操作 （2）为老年人提供口腔吸痰操作 （3）为老年人提供吸氧操作	（2）雾化吸入、口腔吸痰、吸氧	1）雾化吸入概述 2）口腔吸痰概述 3）吸氧的概述 4）为老年人提供超声雾化吸入 5）为老年人提供口腔吸痰操作 6）为老年人提供吸氧操作	（1）方法：讲授法、案例教学法、演示法等 （2）重点与难点：为老年人提供超声雾化吸入	2
	1-4 失智照护	1-4-1 能针对失智老年人特殊异常行为提供相应的应对措施	识别失智老年人特殊异常行为表现并采取应对措施	（1）识别失智老年人特殊异常行为及应对措施	1）失智老年人特殊异常行为的主要表现 2）失智老年人特殊异常行为的应对措施 3）识别失智老年人特殊异常行为并采取应对措施的流程 ①准备工作 ②观察异常行为表现 ③沟通倾听 ④引导劝阻 ⑤整理、记录 ⑥注意事项	（1）方法：讲授法、案例教学法、演示法等 （2）重点与难点：识别失智老年人特殊异常行为并采取应对措施	2

附录

续表

2.1.4 三级/高级职业技能培训要求			2.2.4 三级/高级职业技能培训课程规范			
职业功能模块（模块）	培训内容（课程）	技能目标	培训细目	学习单元	课程内容	培训建议	课堂学时
1. 基础照护	1-4 失智照护	1-4-2 能识别失智老年人的环境风险并制订应对措施	识别失智老年人的环境风险并制订应对措施	(2) 识别失智老年人的环境风险及应对	1) 失智老年人常见环境的风险 2) 识别失智老年人常见环境风险并采取应对措施 ①准备工作 ②与家属沟通 ③评估居住环境 ④提供安全的居住环境及环境风险应对措施 ⑤整理、记录 ⑥注意事项	(1) 方法：讲授法、案例教学法、演示法等 (2) 重点与难点：识别失智老年人环境风险并采取应对措施	2
	1-5 安宁服务	1-5-1 能协助对临终老年人家属提供心理慰藉及哀伤应对辅导服务	协助对临终老年人家属提供心理慰藉及哀伤应对辅导服务	(1) 提供哀伤应对辅导服务	1) 满足家属照顾老年人的需要 2) 鼓励家属表达情感 3) 指导家属对老年人的生活照料 4) 营造温馨的家庭生活氛围 5) 按照家属合理需求开展服务 6) 协助对临终老年人家属提供心理慰藉及哀伤应对辅导服务 ①准备工作 ②与家属沟通 ③评估家属情绪及心理状态 ④伤痛的情绪处理 ⑤注意事项	(1) 方法：讲授法、案例教学法、演示法等 (2) 重点与难点：协助对临终老年人家属提供心理慰藉及哀伤应对辅导服务	1

续表

2.1.4 三级/高级职业技能培训要求				2.2.4 三级/高级职业技能培训课程规范			
职业功能模块（模块）	培训内容（课程）	技能目标	培训细目	学习单元	课程内容	培训建议	课堂学时
1. 基础照护	1-5 安宁服务	1-5-2 能协助老年人家属处理后事	协助老年人家属处理后事指导服务	(2) 提供老年人家属处理后事指导服务	1) 安宁服务的概念和特点		2
					2) 协助老年人家属处理后事 ①准备工作 ②沟通安慰家属 ③评估老年人民族习惯、宗教信仰 ④实施针对性善终照护 ⑤注意事项	(1) 方法：讲授法、案例教学法、演示法等 (2) 重点与难点：协助老年人家属处理后事	
2. 康复服务	2-1 功能促进	2-1-1 能组织和指导老年人开展健身康复体操活动	组织和指导老年人开展健身康复体操活动	(1) 组织和指导老年人开展健身康复体操活动	1) 健身康复体操的作用		1
					2) 常见的老年人健身康复体操		
					3) 组织和指导老年人开展健身康复体操活动的流程 ①工作准备 ②评估 ③沟通 ④示范 ⑤活动后放松 ⑥注意事项	(1) 方法：讲授法、案例教学法、演示法等 (2) 重点与难点：组织和指导老年人开展健身康复体操活动	
		2-1-2 能指导或协助老年人进行平地行走、上下楼梯训练	指导或协助老年人完成行走训练	(2) 指导或协助老年人进行平地行走、上下楼梯训练	1) 行走训练的概念		1
					2) 步行训练方法		
					3) 指导或协助老年人完成平地行走训练 ①工作准备 ②沟通 ③评估 ④平地行走训练 ⑤注意事项	(1) 方法：讲授法、案例教学法、演示法等 (2) 重点与难点：指导或协助老年人完成平地行走训练	

续表

2.1.4 三级/高级职业技能培训要求				2.2.4 三级/高级职业技能培训课程规范			
职业功能模块（模块）	培训内容（课程）	技能目标	培训细目	学习单元	课程内容	培训建议	课堂学时
2. 康复服务	2-1 功能促进	2-1-2 能指导或协助老年人进行平地行走、上下楼梯训练	指导或协助老年人完成行走训练	(2) 指导或协助老年人进行平地行走、上下楼梯训练	4) 指导或协助老年人完成上下楼梯训练 ①工作准备 ②沟通 ③评估 ④上下楼梯训练 ⑤注意事项	(1) 方法：讲授法、案例教学法、演示法等 (2) 重点与难点：指导或协助老年人完成平地行走训练	1
		2-1-3 能指导或协助老年人使用安全防护性辅助器具	(1) 指导或协助老年人使用移动辅助器具 (2) 指导或协助老年人使用洗浴辅助器具	(3) 指导或协助老年人使用安全防护性辅助器具	1) 使用安全防护性辅助器具的作用	(1) 方法：讲授法、案例教学法、演示法、实物示教法等 (2) 重点与难点：指导或协助老年人使用安全防护性辅助器具	2
					2) 安全防护性辅助器具分类		
					3) 常用安全防护性辅助器具的使用方法		
					4) 指导或协助老年人使用移动辅助器具 ①沟通 ②评估 ③转移 ④检查 ⑤设备保养 ⑥注意事项		
					5) 指导或协助老年人使用洗浴辅助器具 ①设备评估 ②老年人评估 ③环境评估 ④沟通 ⑤洗浴 ⑥整理用物 ⑦注意事项		

续表

2.1.4 三级/高级职业技能培训要求				2.2.4 三级/高级职业技能培训课程规范			
职业功能模块（模块）	培训内容（课程）	技能目标	培训细目	学习单元	课程内容	培训建议	课堂学时
2. 康复服务	2-2 认知训练	2-2-1 能按照康复计划指导轻度、中度认知功能障碍的老年人进行记忆力训练	为老年人进行记忆力训练	（1）轻度、中度认知功能障碍老年人记忆力训练指导	1）认知障碍与痴呆 2）认知障碍的评估 3）认知障碍训练意义 4）记忆力训练内容 5）记忆力训练方法 6）为老年人进行记忆力训练 ①训练前的准备 ②制订康复训练计划 ③对记忆力训练效果进行评价 ④记录	（1）方法：讲授法、案例教学法、训练指导等 （2）重点与难点：为老年人进行记忆力训练	2
		2-2-2 能按照康复计划指导轻度、中度认知功能障碍的老年人进行定向力训练	能为老年人进行定向力训练	（2）轻度、中度认知功能障碍老年人定向力训练指导	1）定向力障碍的概念 2）定向力训练的方法 3）为老年人进行定向力训练 ①训练前的准备 ②制订康复训练计划 ③对定向力训练效果进行评价 ④记录 ⑤注意事项	（1）方法：讲授法、案例教学法、演示法等 （2）重点与难点：为老年人进行定向力训练	2
3. 心理支持	3-1 沟通交流	3-1-1 能与失明、失聪、失语等功能受损的老年人进行沟通	（1）与失明老年人沟通 （2）与失语老年人沟通 （3）与失聪老年人沟通	（1）与功能受损老年人沟通	1）功能受损老年人的心理特点 2）关注老年人心理状况	（1）方法：讲授法、案例教学法、角色扮演法等 （2）重点与难点：与失明、失语、失聪等功能受损老年人进行沟通	2

续表

2.1.4 三级/高级职业技能培训要求				2.2.4 三级/高级职业技能培训课程规范			
职业功能模块（模块）	培训内容（课程）	技能目标	培训细目	学习单元	课程内容	培训建议	课堂学时
3.心理支持	3-1 沟通交流	3-1-1 能与失明、失聪、失语等功能受损的老年人进行沟通	(1) 与失明老年人沟通 (2) 与失语老年人沟通 (3) 与失聪老年人沟通	(1) 与功能受损老年人沟通	3) 介绍自己和交谈事项 4) 尊重个性化，避免歧义和误解 5) 注重时机 6) 使用目光、神情与着装等非言语沟通方法 7) 以积极、乐观、同理的态度进行沟通 8) 注意沟通效果 9) 与失明老年人沟通 ①准备沟通 ②沟通实施 ③结束沟通 10) 与失语老年人沟通 ①准备沟通 ②沟通实施 ③结束沟通 11) 与失聪老年人沟通 ①准备沟通 ②沟通实施 ③结束沟通	(1) 方法：讲授法、案例教学法、角色扮演法等 (2) 重点与难点：与失明、失语、失聪等功能受损老年人进行沟通	2
		3-1-2 能在发生冲突的情况下进行沟通	化解冲突的沟通方式	(2) 化解冲突的沟通方式	1) 冲突的基本概念 2) 冲突产生的原因和过程 3) 化解冲突的沟通方式 ①准备工作 ②沟通实施 ③跟踪反馈 ④填写记录表 ⑤注意事项	(1) 方法：讲授法、案例教学法、角色扮演法等 (2) 重点与难点：化解冲突的沟通方式	1

续表

2.1.4 三级/高级职业技能培训要求				2.2.4 三级/高级职业技能培训课程规范			
职业功能模块（模块）	培训内容（课程）	技能目标	培训细目	学习单元	课程内容	培训建议	课堂学时
3．心理支持	3-2 心理辅导	3-2-1 能应对岗位工作压力	应对岗位工作压力的方法	（1）应对岗位工作压力	1）识别养老护理员与老年人压力来源 2）评估岗位工作压力 3）岗位工作压力应对 ①准备工作 ②评估压力 ③应对压力 ④注意事项	（1）方法：讲授法、案例教学法、演示法等 （2）重点与难点：岗位工作压力应对	1
		3-2-2 能指导老年人自我解压	指导老年人自我解压	（2）指导老年人自我解压	1）生活压力的来源 2）指导老年人自我解压 ①准备工作 ②评估老年人生活压力 ③应对压力 ④注意事项	（1）方法：讲授法、案例教学法等 （2）重点与难点：指导老年人自我解压	1
		3-2-3 能识别老年人的异常心理活动，并及时应对、报告	识别老年人异常心理活动并报告	（3）识别老年人异常心理活动	1）老年人常见的异常心理 2）运用量表评估老年抑郁和老年焦虑障碍 3）养老机构异常心理干预报告流程 ①发现事件 ②评估事件 ③报告处理 ④注意事项	（1）方法：讲授法、案例教学法等 （2）重点与难点：养老机构异常心理干预报告流程	1
		3-2-4 能根据老年人心理及情绪变化采取应对方法	老年人心理及情绪变化的应对方法	（4）老年人心理、情绪变化的应对方法	1）有效陪伴方法的实施 2）抚触方法的实施 3）恰当的康乐活动（如坐姿柔性体操）方法的实施	（1）方法：讲授法、案例教学法等 （2）重点与难点：老年人心理、情绪变化的应对方法	2

续表

2.1.4 三级/高级职业技能培训要求				2.2.4 三级/高级职业技能培训课程规范			
职业功能模块（模块）	培训内容（课程）	技能目标	培训细目	学习单元	课程内容	培训建议	课堂学时
3．心理支持	3-2 心理辅导	3-2-4 能根据老年人心理及情绪变化采取应对方法	老年人心理及情绪变化的应对方法	（4）老年人心理、情绪变化的应对方法	4）放松训练法的实施	（1）方法：讲授法、案例教学法等 （2）重点与难点：老年人心理、情绪的应对方法	2
					5）人生回顾法的实施		
4．培训指导	4-1 理论培训	4-1-1 能对老年人和家属进行照护知识培训	对老年人和家属进行照护知识培训	（1）对老年人和家属进行照护知识培训	1）老年人自我照护的常见知识	（1）方法：讲授法、案例教学法等 （2）重点与难点：教学的组织与实施	1
					2）照护老年人常用知识		
					3）老年人和家属等非专业照护者基本培训方法		
					4）对老年人和家属等非专业照护者教学的组织与实施 ①前期工作准备 ②分析老年人和非专业照护者的培训需求 ③实施培训计划 ④小结实施效果 ⑤注意事项		
		4-1-2 能对四级/中级、五级/初级养老护理员进行照护知识培训	对四级/中级、五级/初级养老护理员进行照护知识培训	（2）对四级/中级及以下级别人员进行照护知识培训	1）理论知识培训概述	（1）方法：讲授法、案例教学法等 （2）重点与难点：教学的组织与实施	
					2）常见教学法及其应用		
					3）理论知识培训教学的组织与实施		
					4）四级/中级、五级/初级人员的常用照护知识		
					5）基本培训方法		

续表

2.1.4 三级／高级职业技能培训要求				2.2.4 三级／高级职业技能培训课程规范			
职业功能模块（模块）	培训内容（课程）	技能目标	培训细目	学习单元	课程内容	培训建议	课堂学时
4．培训指导	4-1 理论培训	4-1-2 能对四级／中级、五级／初级养老护理员进行照护知识培训	对四级／中级、五级／初级养老护理员进行照护知识培训	（2）对四级／中级及以下级别人员进行照护知识培训	6）照护知识培训的组织与实施 ①前期工作准备 ②研读培训计划 ③分析不同级别养老护理员的培训需求 ④完善培训计划 ⑤实施培训计划 ⑥小结实施效果 ⑦注意事项	（1）方法：讲授法、案例教学法等 （2）重点与难点：教学的组织与实施	1
	4-2 技术指导	4-2-1 能传授老年人自我照护方法	指导老年人进行自我照护	（1）老年人自我照护技能指导	1）老年人自我照护的目的和意义 2）老年人自我照护基本技能 3）老年人自我照护技能指导方法 4）老年人自我照护技能指导的组织与实施	（1）方法：讲授法、演示法、实训法等 （2）重点与难点：技能指导的组织与实施	2
		4-2-2 能对家属等非专业照护人员进行照护技能指导	对家属等非专业照护人员进行照护技能指导	（2）家属等非专业人员照护技能指导	1）对家属等非专业照护人员进行照护指导的目的和意义 2）家属等非专业人员照护的常用技能 3）家属等非专业人员照护技能指导方法 4）家属等非专业人员照护技能指导的组织与实施	（1）方法：讲授法、演示法、实训法等 （2）重点与难点：家属等非专业人员照护技能指导的组织与实施	1

附录

续表

2.1.4 三级/高级职业技能培训要求					2.2.4 三级/高级职业技能培训课程规范			
职业功能模块（模块）	培训内容（课程）	技能目标	培训细目	学习单元	课程内容	培训建议	课堂学时
4. 培训指导	4-2 技术指导	4-2-3 能对四级/中级、五级/初级养老护理员进行照护技能指导	对四级/中级、五级/初级养老护理员进行照护技能指导	（3）对四级/中级及以下级别人员进行照护技能指导	1) 四级/中级、五级/初级人员常用照护技能 2) 对四级/中级、五级/初级人员组织技能指导的方法 3) 对四级/中级、五级/初级人员照护技能予以指导的组织与实施 ① 技能指导准备 ② 确定指导内容 ③ 选择指导方式 ④ 确定考核方式 ⑤ 实施实践指导 ⑥ 注意事项	（1）方法：讲授法、案例教学法等 （2）重点与难点：技能指导的组织与实施	2
课堂学时合计							40

附录5 二级/技师职业技能培训要求与课程规范对照表

2.1.5 二级/技师职业技能培训要求					2.2.5 二级/技师职业技能培训课程规范			
职业功能模块（模块）	培训内容（课程）	技能目标	培训细目	学习单元	课程内容	培训建议	培训学时
1. 康复服务	1-1 功能促进	1-1-1 能对认知功能障碍老年人进行日常生活活动能力训练	认知功能障碍老年人的日常生活活动能力训练	（1）认知功能障碍老年人的日常生活活动能力训练	1) 认知功能障碍及日常生活活动训练的概念 2) 为认知功能障碍老年人进行认知功能训练	（1）方法：讲授法、案例教学法、演示法等 （2）重点与难点：组织认知功能障碍老年人进行认知功能训练	1

续表

2.1.5 二级/技师职业技能培训要求				2.2.5 二级/技师职业技能培训课程规范			
职业功能模块（模块）	培训内容（课程）	技能目标	培训细目	学习单元	课程内容	培训建议	培训学时
1. 康复服务	1-1 功能促进	1-1-1 能对认知功能障碍老年人进行日常生活活动能力训练	认知功能障碍老年人的日常生活活动能力训练	（1）认知功能障碍老年人的日常生活活动能力训练	3）组织认知功能障碍老年人进行日常生活活动能力（ADL）训练	（1）方法：讲授法、案例教学法、演示法等 （2）重点与难点：组织认知功能障碍老年人进行认知功能训练	1
		1-1-2 能辅助对轻度、中度言语功能障碍老年人进行言语功能训练	（1）轻度言语功能障碍老年人的言语功能训练 （2）中度言语功能障碍老年人的言语功能训练	（2）轻度、中度言语功能障碍老年人的言语功能训练	1）言语的概念及生成 2）言语障碍的类型及训练方法 3）老年人构音器官运动训练 ①告知 ②评估 ③工作准备 ④操作方法 ⑤整理、记录 4）老年人言语训练 ①告知 ②评估 ③工作准备 ④操作方法 ⑤整理、记录	（1）方法：讲授法、案例教学法、演示法等 （2）重点与难点：老年人言语训练	1
	1-2 康复评估	1-2-1 能辅助评估老年人日常生活活动能力康复效果	评估老年人日常生活活动能力康复效果	（1）评估老年人日常生活活动能力康复效果	1）日常生活活动能力康复效果评估概述 2）老年人日常生活活动能力康复效果评估方法	（1）方法：讲授法、案例教学法、演示法等 （2）重点与难点：老年人日常生活活动能力康复效果评估方法	1
		1-2-2 能辅助评估老年人运动功能康复效果	评估老年人运动功能康复效果	（2）评估老年人运动功能康复效果	1）运动功能康复效果评估概述 2）老年人关节活动度评估方法 3）老年人肌力评估方法 4）老年人平衡协调功能评估方法	（1）方法：讲授法、案例教学法、演示法等 （2）重点与难点：评估老年人运动功能康复效果	1

附录

续表

2.1.5 二级/技师职业技能培训要求				2.2.5 二级/技师职业技能培训课程规范			
职业功能模块（模块）	培训内容（课程）	技能目标	培训细目	学习单元	课程内容	培训建议	培训学时
1. 康复服务	1-2 康复评估	1-2-3 能辅助评估老年人认知功能康复效果	辅助评估老年人认知功能康复效果	（3）评估老年人认知功能康复效果	1）认知功能康复效果评估概述 2）老年人认知功能康复效果评估方法	（1）方法：讲授法、案例教学法、演示法等 （2）重点与难点：评估老年人认知功能康复效果	1
2. 照护评估	2-1 老年人能力评估	2-1-1 能制订老年人能力评估的实施计划，能对老年人进行能力评估，并划分老年人的照护等级	（1）制订老年人能力评估实施计划 （2）对老年人进行能力评估 （3）老年人的照护等级划分	（1）老年人能力评估和划分照护等级	1）老年人能力评估标准、意义 2）老年人能力评估指标内容 3）老年人能力评估工具和评估方法 4）老年人能力评估计划实施方法、步骤和注意事项 5）根据老年人能力评估结果划分能力等级	（1）方法：讲授法、案例教学法等 （2）重点与难点：老年人能力评估工具和评估方法，根据老年人能力评估结果划分能力等级	2
2. 照护评估	2-1 老年人能力评估	2-1-2 能撰写老年人能力评估报告	撰写老年人能力评估报告	（2）撰写老年人能力评估报告	1）老年人能力单人报告 2）组织或机构的老年人能力评估汇总报告	（1）方法：讲授法、案例教学法等 （2）重点与难点：老年人能力单人报告	2
2. 照护评估	2-1 老年人能力评估	2-1-3 能对老年人照护风险进行评估，并对照护等级进行调整	（1）对老年人照护风险进行评估 （2）对照护等级进行调整 （3）制订应对预案	（3）老年人照护风险评估，并对照护等级进行调整，制订应对预案	1）老年人身体变化采取即时评估的相关知识 2）老年人照护风险评估的概念和主要内容 3）老年人照护风险评估的方法 4）风险评估后老年人照护等级调整	（1）方法：讲授法、案例教学法等 （2）重点与难点：老年人照护风险评估的方法	2

二级／技师职业技能培训要求与课程规范对照表

续表

2.1.5 二级／技师职业技能培训要求				2.2.5 二级／技师职业技能培训课程规范			
职业功能模块（模块）	培训内容（课程）	技能目标	培训细目	学习单元	课程内容	培训建议	培训学时
2. 照护评估	2-2 照护计划制订	2-2-1 能识别主要照护问题，制订、撰写照护计划	(1) 识别主要照护问题 (2) 制订照护计划 (3) 撰写照护计划	(1) 根据主要照护问题制订照护计划	1) 主要照护问题的类型 2) 主要照护问题产生的原因 3) 健康、失能、半失能老年人照护计划的制订 4) 撰写照护计划 ①照护计划信息收集 ②照护计划撰写 ③照护计划修订	(1) 方法：讲授法、案例教学法等 (2) 重点与难点：识别照护问题、制订照护计划	2
		2-2-2 能进行阶段性能力评估，并调整照护计划	(1) 根据老年人能力状况和照护计划对老年人进行定期评估 (2) 根据定期评估结果进行照护计划的调整	(2) 通过定期评估调整照护计划	1) 阶段性能力评估的内容和方法 2) 根据评估结果调整照护计划的方法 3) 调整照护计划注意事项	(1) 方法：讲授法、案例教学法等 (2) 重点与难点：根据评估结果调整照护计划的方法	2
		2-2-3 能掌握照护计划的实施、评价方法	(1) 照护计划的实施 (2) 照护计划的评价	(3) 照护计划的实施、评价与监督的方法	1) 照护计划实施中的注意事项 2) 照护计划的评价和监督的方法	(1) 方法：讲授法、案例教学法等 (2) 重点与难点：照护计划评价	1
	2-3 适老环境和辅助器具使用评估	2-3-1 能对适老环境进行评估，并提出整改建议	(1) 适老环境（居家、机构）评估 (2) 根据评估结果提出整改建议	(1) 适老环境评估，提出整改建议	1) 适老环境评估的相关概念、原则和意义 2) 居家和机构适老环境的基本要求 3) 适老环境改造的原则和整改措施	(1) 方法：讲授法、案例教学法等 (2) 重点与难点：适老环境改造的原则和整改措施	2

续表

2.1.5 二级/技师职业技能培训要求				2.2.5 二级/技师职业技能培训课程规范			
职业功能模块（模块）	培训内容（课程）	技能目标	培训细目	学习单元	课程内容	培训建议	培训学时
2. 照护评估	2-3 适老环境和辅助器具使用评估	2-3-2 能对老年人康复辅助器具使用需求进行评估	（1）对老年人康复辅助器具使用需求进行评估 （2）根据评估结果对辅助器具选择和使用提出指导建议	（2）老年人康复辅助器具的评估和选择	1）康复辅助器具使用需求评估知识 2）老年人康复辅助器具使用注意事项 3）老年人康复辅助器具的选择	（1）方法：讲授法、案例教学法等 （2）重点与难点：老年人康复辅助器具使用注意事项	2
3. 质量管理	3-1 质量监督	3-1-1 能对照护服务效果进行监督	（1）照护服务质量监督的目的、作用和内容 （2）照护服务质量监督方法 （3）照护服务质量监督资料分析和记录	（1）照护服务质量监督管理	1）照护服务质量监督的目的和作用 2）照护服务质量监督的内容 3）照护服务质量的事前、事中、事后监督方法 4）照护服务质量监督资料分析和记录注意事项 5）质量控制概念 6）质量控制作用 7）照护服务实施过程的管理方法 8）照护服务方案完善	（1）方法：讲授法、案例教学法等 （2）重点与难点：照护服务质量监督的内容及方法、照护服务实施过程的管理方法	2
		3-1-2 能对人员管理效果进行监督	人员管理效果监督				
		3-1-3 能对服务保障进行监督	服务保障监督				
		3-1-4 能对服务安全进行监管	服务安全监管				
	3-2 质量控制	3-2-1 能对照护服务的实施进行管理	（1）制订质量控制实施方案 （2）根据质量控制中的问题进行方案的优化 （3）整理、存档资料，记录实施中的问题	（2）养老服务人员监督管理	1）人员管理的基本内容和目标	（1）方法：讲授法、案例教学法、演示法等 （2）重点与难点：人员管理效果监督方法、养老服务人员培训管理	2

续表

2.1.5 二级/技师职业技能培训要求				2.2.5 二级/技师职业技能培训课程规范			
职业功能模块（模块）	培训内容（课程）	技能目标	培训细目	学习单元	课程内容	培训建议	培训学时
3. 质量管理	3-2 质量控制	3-2-2 能对养老服务人员进行管理	（1）制订人员管理的方案 （2）整理和存档相关资料和记录实施中出现的问题	（2）养老服务人员监督管理	2）人员管理效果监督方法 3）养老服务人员管理的概念 4）养老服务人员管理的原则 5）养老服务人员岗位分析及管理 6）养老服务人员绩效管理 7）养老服务人员培训管理 8）养老服务人员职业生涯规划管理	（1）方法：讲授法、案例教学法、演示法等 （2）重点与难点：人员管理效果监督方法、养老服务人员培训管理	2
		3-2-3 能落实服务保障的要求	（1）落实服务保障 （2）整理和存档相关资料和记录实施中存在的问题	（3）服务保障要求监督管理	1）服务保障的基本内容 2）服务保障监督的方法 3）服务保障要求的内容和方法 4）服务保障的落实与监督	（1）方法：讲授法、案例教学法等 （2）重点与难点：服务保障监督的方法、服务保障的落实与监督	2
		3-2-4 能执行服务安全的要求	（1）执行服务安全的方法 （2）整理和存档相关资料和记录实施中存在的问题	（4）服务安全要求监督管理	1）服务安全的事前、事中、事后监督内容 2）服务安全监督的方法 3）服务安全的执行与监督 4）经验总结文章的撰写方法	（1）方法：讲授法、案例教学法等 （2）重点与难点：服务安全监管的方法、服务安全的执行与监督	2

附录

续表

2.1.5 二级/技师职业技能培训要求				2.2.5 二级/技师职业技能培训课程规范			
职业功能模块（模块）	培训内容（课程）	技能目标	培训细目	学习单元	课程内容	培训建议	培训学时
4. 培训指导	4-1 理论培训	4-1-1 能对三级/高级及以下级别人员进行照护知识培训	对三级/高级及以下级别人员进行照护知识培训	（1）对三级/高级及以下级别人员进行照护知识培训	课堂教学的组织与实施	（1）方法：讲授法、案例教学法等（2）重点与难点：课堂教学的组织与实施	1
		4-1-2 能制订培训计划，编写培训教案	（1）制订培训计划（2）编写培训教案	（2）制订培训计划、编写培训教案	1）培训计划的概念与基本要素	（1）方法：讲授法、案例教学法等（2）重点与难点：培训计划和培训教案的编写要求	2
					2）制订培训计划的方法		
					3）培训计划的编写要求		
					4）培训教案的概念与基本要素		
					5）培训教案的编写程序		
					6）培训教案的编写要求		
	4-2 技术指导	4-2-1 能对三级/高级及以下级别人员进行照护技术技能培训	对三级/高级及以下级别人员进行照护技术技能培训	（1）对三级/高级及以下级别人员进行照护技术技能培训	1）三级/高级及以下级别人员常用照护技能	（1）方法：讲授法、实训法、演示法、案例教学法等（2）重点与难点：技术技能培训教学实施、技术技能培训效果评价方法	1
					2）技术技能培训概述		
					3）技术技能培训教学实施		
					4）技术技能培训效果评价方法		
		4-2-2 能传授养老服务技能与管理经验	（1）养老服务技能与管理经验总结（2）养老服务技能与管理经验传授	（2）经验总结与传授	1）养老服务技能与管理经验总结方法	（1）方法：讲授法、案例教学法等（2）重点与难点：养老服务技能和管理经验总结与传授方法	1
					2）经验总结文章的撰写方法		
					3）养老服务技能和管理经验传授方法		
课堂学时合计							33

附录6 一级/高级技师职业技能培训要求与课程规范对照表

2.1.6 一级/高级技师职业技能培训要求				2.2.6 一级/高级技师职业技能培训课程规范			
职业功能模块（模块）	培训内容（课程）	技能目标	培训细目	学习单元	课程内容	培训建议	培训学时
1. 照护评估	1-1 专项功能评估	1-1-1 能对老年人常见身体、心理和社会功能等进行专项评估，能识别照护过程中的特殊问题	(1) 老年人常见身体、心理和社会功能等方面的专项评估方法 (2) 根据专项评估结果，识别照护问题	(1) 老年人专项评估	1) 老年人常见专项评估内容 2) 老年人专项评估方法和技巧 3) 建立老年人健康档案 4) 根据专项评估结果识别照护问题	(1) 方法：讲授法、案例教学法 (2) 重点与难点：老年人常见专项评估内容	2
		1-1-2 能制订老年人常见身体、心理和社会功能专项评估的实施计划	老年人专项评估实施计划的制订	(2) 老年人专项评估实施计划的制订	1) 老年人专项评估计划的制订方法 2) 老年人专项评估计划的实施方法和步骤 3) 老年人专项评估计划实施的注意事项	(1) 方法：讲授法、案例教学法等 (2) 重点与难点：老年人专项评估计划的制订方法	2
	1-2 照护计划完善	1-2-1 能进行阶段性功能评估，并调整照护计划	(1) 阶段性功能评估 (2) 根据评估结果、各种突发因素调整照护计划 (3) 评价与完善其他养老护理员制订的照护计划	(1) 阶段性功能评估，并调整照护计划	1) 阶段性功能评估的定义 2) 阶段性功能评估的指标 3) 照护计划调整方法 4) 根据阶段性功能评估结果及各种突发因素调整照护计划 5) 对其他养老护理员制订的照护计划进行修订完善	(1) 方法：讲授法、案例教学法等 (2) 重点与难点：根据阶段性功能评估结果及各种突发因素调整照护计划	2

附录

续表

2.1.6 一级/高级技师职业技能培训要求				2.2.6 一级/高级技师职业技能培训课程规范			
职业功能模块（模块）	培训内容（课程）	技能目标	培训细目	学习单元	课程内容	培训建议	培训学时
1. 照护评估	1-2 照护计划完善	1-2-2 能制订特殊老年人照护计划	抑郁症、失智症等精神行为障碍、传染病以及其他特殊照护问题的特殊老年人照护计划的制订	(2) 特殊老年人照护计划制订	1) 抑郁症、失智症等精神行为障碍、传染病以及其他特殊照护问题的老年人常见照护问题	(1) 方法：讲授法、案例教学法等 (2) 重点与难点：特殊老年人照护计划的制订方法	2
					2) 特殊老年人照护计划的制订方法		
		1-2-3 能撰写专项功能评估报告	专项功能评估报告撰写	(3) 专项功能评估报告撰写	1) 专项功能评估报告的内容	(1) 方法：讲授法、案例教学法等 (2) 重点与难点：专项功能评估报告撰写规范和要求	2
					2) 专项功能评估报告的撰写规范和要求		
	1-3 评估管理	1-3-1 能组织、督导评估人员开展评估	评估人员开展评估的管理及督导方法	(1) 评估人员管理与督导	1) 评估管理的概念、目的、意义	(1) 方法：讲授法、案例教学法等 (2) 重点与难点：评估管理中跨专业、跨部门的合作方法	2
					2) 评估管理中跨专业、跨部门的合作方法		
		1-3-2 能对特殊老年人进行个案处理	特殊老年人个案处理方法	(2) 评估特殊个案处理方法	1) 评估特殊个案处理的原则	(1) 方法：讲授法、案例教学法等 (2) 重点与难点：评估特殊个案处理的主要内容	2
					2) 评估特殊个案处理的主要内容		
		1-3-3 能对评估实施方案进行持续改进	(1) 对评估实施方案进行评价 (2) 评估实施方案的改进	(3) 对老年人评估体系持续改进的方法	1) 评估工具研发进展	(1) 方法：讲授法、案例教学法等 (2) 重点与难点：照护评估质量管理体系建设的相关要素	2
					2) 照护评估的信息化应用		
					3) 照护评估质量管理体系建设的相关要素		
		1-3-4 能对评估结果与照护计划进行分析，处理有争议的评估结果	(1) 分析与评价评估结果与照护计划 (2) 争议评估结果的处理	(4) 争议评估结果处理及评估复核方法	1) 评估规范要求的内容	(1) 方法：讲授法、案例教学法等 (2) 重点与难点：争议评估结果基本处理方法	2
					2) 常见评估结果的争议		
					3) 争议评估结果基本处理方法		
					4) 评估复核流程、原则和方法		

续表

2.1.6 一级/高级技师职业技能培训要求				2.2.6 一级/高级技师职业技能培训课程规范			
职业功能模块（模块）	培训内容（课程）	技能目标	培训细目	学习单元	课程内容	培训建议	培训学时
2. 质量管理	2-1 机构内部管理	2-1-1 能建立质量管理体系	制订组织内质量规范及评价指标	（1）质量管理体系的建立	1）质量管理体系的概念	（1）方法：讲授法、案例教学法等 （2）重点与难点：服务质量管理体系建立的基本方法	2
					2）服务质量管理体系建立的基本方法		
		2-1-2 能制订养老服务机构组织内的质量规范、评价指标	制订质量评价的基本方案	（2）质量管理基本方法及组织实施方法	1）质量管理的原则和基本内容	（1）方法：讲授法、案例教学法等 （2）重点与难点：质量管理的基本方法与流程	3
					2）质量管理的基本方法与流程		
		2-1-3 能组织实施质量评价	（1）工作中存在的缺陷以及相关的预防和改进措施 （2）制订和实施整改计划		3）质量管理岗位要求		
					4）质量管理的内容和流程		
		2-1-4 能对养老服务机构内部质量管理做出分析，制订整改计划	（1）内部质量管理分析 （2）根据分析结果调整计划	（3）照护质量改进	1）服务质量改进的基本方法	（1）方法：讲授法、案例教学法等 （2）重点与难点：制订和实施调整计划	2
					2）工作中存在的缺陷及相关预防与改进措施		
					3）制订和实施调整计划		
	2-2 质量系统评价	2-2-1 能评价养老服务机构或组织的服务及管理质量	针对服务及管理质量进行系统评价	（1）质量评价结果的分析	1）质量评价的概念和原则	（1）方法：讲授法、案例教学法等 （2）重点与难点：质量评价结果的分析方法	2
					2）质量评价结果的分析方法		
		2-2-2 能发现养老服务机构或组织存在的质量问题，并提出整改建议	（1）根据存在的质量问题提出持续质量改进建议 （2）根据质量改善方案存在的问题提出整改建议	（2）养老服务机构持续质量改进	1）养老服务机构持续质量改进的意义	（1）方法：讲授法、案例教学法等 （2）重点与难点：养老服务机构持续质量改进的组织与运行	3
					2）养老服务机构持续质量改进的组织与运行		
		2-2-3 能对养老服务机构或组织整改效果进行再评价	（1）对质量评价结果进行分析 （2）对整改效果进行再评价		3）基于满意度评价的服务质量改进方法		

附录

续表

2.1.6 一级/高级技师职业技能培训要求					2.2.6 一级/高级技师职业技能培训课程规范			
职业功能模块（模块）	培训内容（课程）	技能目标	培训细目	学习单元	课程内容	培训建议	培训学时
3. 培训指导	3-1 理论培训	3-1-1 能组织和参与对二级/技师及以下级别人员的培训	组织和参与对二级/技师及以下级别人员的培训	（1）组织和参与对二级/技师及以下级别人员的培训	1）二级/技师及以下级别人员常用照护知识	（1）方法：讲授法、案例教学法、项目教学法等（2）重点与难点：组织实施培训方案	2
					2）培训方案设计的方法		
					3）组织实施培训方案		
		3-1-2 能分析行业发展趋势，撰写养老服务与管理的研究报告	（1）分析行业发展趋势（2）撰写养老服务与管理研究报告	（2）分析行业发展趋势并撰写养老服务与管理研究报告	1）养老服务行业信息收集和统计方法	（1）方法：讲授法、案例教学法等（2）重点与难点：撰写养老服务与管理研究报告	3
					2）行业发展趋势分析工具		
					3）研究报告撰写的格式、内容和方法		
					4）研究报告的撰写流程		
	3-2 培训管理	3-2-1 能评价培训方案，并提出改进建议	（1）评价培训方案（2）提出改进建议	（1）评价培训方案，并提出改进建议	1）培训方案评价与改进概述	（1）方法：讲授法、案例教学法等（2）重点与难点：培训方案的评估方法	2
					2）培训方案的评估方法		
					3）根据评估结果提出改进建议		
		3-2-2 能评价培训效果，并提出改进方案	（1）评价培训效果（2）提出改进方案	（2）评价培训效果，并提出改进方案	1）评价培训效果的目的和意义	（1）方法：讲授法、案例教学法等（2）重点与难点：培训效果的评估方法	2
					2）培训效果的评估方法		
					3）根据评估效果提出改进方案		
		3-2-3 能为行业发展提出建议	为行业发展提出建议	（3）为行业发展提出建议	1）养老服务行业发展动态和政策信息	（1）方法：讲授法、案例教学法等（2）重点与难点：养老服务行业发展建议思路	2
					2）养老服务行业发展建议思路		
课堂学时合计							41